陈氏脉学

第 2 版

陈健侯　陈登临　著

尤志心　注

U0240350

北京科学技术出版社

图书在版编目（CIP）数据

陈氏脉学 / 陈健侯，陈登临著；尤志心注 .
2 版 . -- 北京：北京科学技术出版社，2024. 7.
ISBN 978-7-5714-3987-3

Ⅰ. R241.1

中国国家版本馆 CIP 数据核字第 2024LT0482 号

策划编辑：刘 立
责任编辑：刘 立
责任印制：李 著
封面设计：源画设计
出 版 人：曾庆宇
出版发行：北京科学技术出版社
社　　址：北京西直门南大街 16 号
邮政编码：100035
电　　话：0086-10-66135495 （总编室）
　　　　　0086-10-66113227 （发行部）
网　　址：www.bkydw.cn
印　　刷：北京宝隆世纪印刷有限公司
开　　本：889 mm × 1194 mm　1/32
字　　数：118 千字
印　　张：7
版　　次：2024 年 7 月第 2 版
印　　次：2024 年 7 月第 1 次印刷
ISBN 978 - 7 - 5714 - 3987 - 3

定　　价：59.00 元

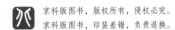

内容提要

陈健侯先生出生于1895年，乃镇江一代名医，曾悬壶济世于磨刀巷，擅中医内科，兼及妇科与儿科，尤以喉科著称，一生治病救人无数。其尤精脉学，切脉如神，医术闻名遐迩，屡挽危症，尤其是对疑难杂症他医不能治者，往往妙手回春。其子陈登临跟其学中医，深得其脉学真传。三十年后，陈登临结合自身实践，写成了《陈氏脉学》。

本书包括陈氏脉学、陈健侯医案和陈登临医案三部分内容。陈健侯医案乃健侯先生为其父陈庆年治病之详细医案，辨证论治中尤其突出了其如何运用脉诊疗疾的详细思路，对广大中医医生学习并掌握脉学有非常高的临床指导价值。著名儒医章太炎看到陈健侯医案后，曾击节惊叹其医术的高超。陈登临医案大多遗失，本书收录的十个医案是从其幸存医案中筛选出来的，这也是在第1版内容基础上增加的新内容。

一代名医陈健侯（代序一）

1929 年，国学大师、著名儒医章太炎在清末民初史学家、教育家、国家图书事业创建者陈庆年（字善馀，晚号横山）逝世后，前往镇江横山草堂吊唁，问及陈庆年病情及治疗经过，陈裕业（1895—1969，字健侯）即把他为父写的《哀启》呈上。该文回顾了他给父亲治病的全过程，实际上是一份详尽的医案。章太炎看到这篇医案后，击节惊叹其医术的高超，随即将身上的汉白玉玉佩赠之，并在丝帛上用古体字写下一副对联，大意是：惊闻江东大师不幸逝世，喜见一代名医医术高超，不料横山有子如此，其后继有人矣！

章太炎是清末民初首屈一指的儒医。电视剧《走向共和》中有清末的一些贵族想请他切脉而不可得的情节。陈健侯如何能得到章太炎的赞许，并成为一代名医呢？那得从头说起。

（一）

1895 年，陈健侯出生于南京，为清末民初史学家陈

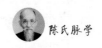

庆年次子。1911年，陈健侯毕业于（南京）江南高等学堂化学系，与著名美籍华人语言学家赵元任为同学。两人同住一个宿舍，时常切磋学问，友谊甚深。健侯先生学习勤奋，成绩优异，常于江南图书馆秉烛夜读；其父庆年公当时任江南图书馆坐办（副馆长），曾面授亲教。这些都为他打下了深厚的国学基础。

健侯先生从江南高等学堂化学系毕业后，又自学中医，后悬壶济世于磨刀巷。1920年，他原拟到德国学医，签证已办，行囊已备，但其父庆年先生忽患中风，卧床不起，需人治疗照料，他只得打消了出国留学的计划。从此，他开始主持家政，并致力于研究中医。

健侯先生擅中医内科，兼及妇科与儿科，尤以喉科著称。他深钻喉科发端于爱子之死。1913年，他与罗氏结婚，次年即得一子，取名慧宝。该子不到一周岁时患烂喉痧。此病在医学不发达的时代被视为"绝症"。慧宝夭亡时凝视着父亲，眼睛特别明亮，眼泪直淌，两只小手还紧紧地抓着父亲的手。健侯伤心欲绝，从此决心主攻喉科，为抢救千千万万像慧宝那样不幸患烂喉痧的孩子贡献自己毕生的力量。他每年自制大量喉药，长年散发，免费施送。其后于内科、小儿科、妇科和疑难杂症无不钻研，熟读古人医案，多有所发明。

（二）

健侯先生尤精脉学，切脉如神，曾治疗过很多疑难杂症，医术闻名遐迩。1914年，其祖父子贞公时七十九岁，春因事奔走劳伤，湿热下注，遂成疝疾；季秋之月，寒热往来，不思食，继乃呃逆不食；后右腰内胯又生外症，色赤大如覆杯，识者皆决其不治。健侯先生力陈无妨，投匕而愈。1920年，其父陈庆年中风，健侯为之治病，屡挽危症。1924年，其父因久衰之体，险象环生，元气时有不支，健侯自惟识浅，虑或有误病机，力请父亲和家人另易他医，其父毅然对他说："汝侍疾有年矣，知子者莫若父，我主张坚定，不愿易医，汝但竭力为之，死生有命，无过虑也。"经投药百剂，其父历经两个月而康复。健侯先生终使父延寿十年。

时镇江中医公会曾三次聘请健侯先生为会长，他却固辞不受，但他始终是镇江中医公会的台柱。为提高中医水平，公会组织中医师进行考试，试题皆由健侯先生负责拟定。

1929年，时国民政府中央卫生委员会颁发取缔中医提案，健侯先生怒不可遏，连夜奋笔疾书，致函当时的卫生部部长薛笃弼，纵谈我国中医的成就，怒斥当局取缔中医的愚昧，并声言要与之"辩论于报界"。与此同时，先生又受镇江中医公会会长吴子周之托，撰写了

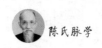

《镇江中医公会声明》，刊于《苏报》上。随之上海、南京、北平（今北京）等地纷纷响应。1929年3月17日，全国中医药界代表聚集上海总商会，召开全国医药团体代表大会，抗议国民政府中央卫生委员会提出的《根本提倡西药，推翻中医中药决议案》。陈健侯与镇江中医公会会长两人均为首席代表。健侯先生在会上慷慨发言，提出多印中医书籍，让其流芳百世的主张，获得热烈的掌声。健侯先生在会上结识了浙江名医秦伯未，与之结为知交。中华人民共和国成立后，秦伯未任卫生部顾问。

会后，推派代表赴南京请愿，上海站千人欢送。车过镇江时，月台上的欢迎者冲倒木栅，可见镇江民众的热情程度。后来薛笃弼在《苏报》公开答复陈健侯信，并被迫宣布收回废除中医之成命。1930年，国民党元老胡汉民病逝，健侯先生在《苏报》发表对胡氏病情分析的医学论文，受到医界高度评价。健侯先生对疑难杂症他医不能治者，往往妙手回春，故一时名噪江南。

（三）

1928年7月1日，江苏省国术馆创办；1929年2月19日，迁移至镇江办公，会址设于镇江新西门外阳彭山北五省会馆（中华人民共和国成立后为无线电专用设备厂）。孙禄堂先生被任命为副馆长兼教务长。孙禄堂先生为孙式太极拳暨孙门武学创始人，其爱好《易经》，因为太极拳取名于《易经》，且一招一式都与易理相合。他每到一地，都要遍访易学者，到镇江后结识了"三学（医学、易学、佛学）博士"陈健侯。两人畅谈易理，志趣契合，叹相见恨晚也！

有一次，孙禄堂偕秘书吴心谷造访健侯先生。孙云："吾闻中医神于脉者，不问而知病。今我不言，任尔试我脉，请言气功如我者有何病焉。"陈曰："中医望、闻、问、切四诊相互证明，可速断病情。今仅靠切脉，虽亦可断，但需倍劳吾之神。请试之。"陈聚精会神于指目，三指分别轻触探按，既毕，对孙云："先生六脉均从容和缓，唯右寸脉偶现数象。从容和缓反映气血充沛，右寸脉偶现数象反映有内伤。"孙答道："我数年来访求拳艺高超的师友，足迹遍及南北，每到一处，请名医诊脉，都云六脉调匀，无些微瑕疵。你诊断有内伤，我不能苟同。"于是陈郑重地说道："六脉调匀，毫无病态，世所罕见。先生右寸脉有时呈数而兼虚象，此确系内伤反映，可能偶有吐血。"孙矢口否认。过了几天，孙复来诊脉，陈据证察脉，仍坚执前诊意见。孙仍矢口否认。如此数次。最后一次，孙复请陈到孙之会客室断脉，不准他人入内。陈严肃地说："老先生脉象反映确有内伤，不速

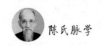

治，危矣！请人诊脉又不信医言，是戏医也。不信不治。望先生再三审思，我此次为老先生诊脉，神思高度集中，非但能确诊老先生有内伤，而且有把握断定伤于何处。若不信，请解开上衣坦露背部，我可以指出伤处给你印证。"孙遂解开上衣坦露背部，陈即指着孙背部肺俞穴讲道："内伤是从此处进去的！"孙猛然大惊，连声赞道："神乎其技也。神哉，神哉！我内伤确系受自此处，每逢春季趋暖即复发吐血，今日我正在复发。"随即吐了一口痰，痰中带有血丝。孙于是诚服陈的诊断，并请陈为他治疗内伤。

经过数月的治疗，孙背部肺俞穴处出现一块如碗大的青斑。从此以后孙内伤症状消失，宿病霍然痊愈矣。因此，他决意向陈亲授真传太极拳，遂嘱吴心谷向陈传达他的意愿。陈欣然点首说："蒙孙师不弃愚钝，我当勉力勤学，决不负孙师厚望。"于是择吉日递帖拜师。孙向陈密传自练拳太极拳，后人称为"孙氏三十六手太极拳"。关于此拳法的书已于国内先后出版。其拳术也已被列入镇江市第四批非物质文化遗产名录，由镇江市武术协会负责保护和继承。

（四）

健侯先生一生治病救人无数。先生每开一方，都在方上盖上两个印章：一个是"陈健侯诊所"，一个是"有病方知健是仙"。"健是仙"的双关意思不言而喻。他不仅看大量中医书籍，而且阅读大量西医书籍。他是镇江市第一个采用中西医结合方法治病的医生。他主张"中医为主，西医为辅"。他在《哀启》中还写了自己用西药辅助中药给父亲治病的情况。他还学会了打针和做手术。他打针用的针管和针，现保存在我处。健侯先生与民国名医张锡纯（1860—1933）的医学思想颇为一致，两人交往甚密。张锡纯出版《医学衷中参西录》，曾请陈健侯写序，陈因忙于医务而未动笔，但给他送了一副对联。

健侯先生治病除了中西医结合外，还注意药疗与食疗相结合。他在《哀启》中多有记述其父在服中药的同时"更进以煨母鸭汤而痊。盖鸭性养阴，补肝肾，清蒸热，利水道，尤妙在能厚肠胃、止热利。古人明言之，诚不我欺也""俟大便通调后，即以燕窝汤常服，取其平润化痰，平补肺气。辅以麦精、鱼肝油，养肝益肺，润肠下达，间佐鸭汁，清热养阴"。

健侯先生在给人看病时，还会教病人一些养生方法。他总结出"十字卫生法"（也叫"十字养生法"）：阴阳、饥饱、寒暑、劳逸、顺逆。只有处理好这五个方面的关系，才能不生病或少生病，才能延年益寿。

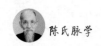

健侯先生行医的鼎盛时期是20世纪20~30年代。抗日战争时期，他全家避难于苏北樊汊。抗战胜利后全家返回镇江，但他患了隔食病（胃癌早期），他一边打太极拳、练气功，一边自开中药治疗，终获痊愈。中华人民共和国成立后，他成为镇江市第一届和第四届政协委员（第一届曾婉辞）。1956年，镇江市成立中医院，拟请他为院长，他以"脑筋脆裂"为由婉辞，后医院又请他作为专家到医院上半天班，工资与院长同，他又不受，自愿闭门歇业。20世纪60年代初，我第一次登岳父家门，还看到一个告示："数十年来，余用脑过度，脑筋脆裂，谢绝诸亲好友及有缘人前来就诊。"其实亲朋好友是难以拒绝的，所以，还是有病人请他看病，只是他不收诊金罢了。

1958年，健侯先生第四子陈登临受到不公正对待，被遣返回家，后即在家跟父学中医。健侯先生教他先攻读《伤寒论》《金匮要略》，继攻《黄帝内经》《难经》，最后广览各家医案。1963年，健侯先生总结对脉学的研究，口授其心得于登临。健侯先生对浮、沉、迟、数、宽、窄、长、短、缓、急、断、续、微、甚、兼、独、大、细、洪、微等脉，再加七怪脉，共四十二种脉象（李时珍的《濒湖脉学》只有二十七种脉），分析精微，曰："会心者切听六脉，左右寸关尺，绝非一寸，觉有盈尺，脉波、脉浪微细分明，观察其形、相、态，而掌握其神情，参之望、闻、问，百病皆了然。"30年后，登临结合自身实践，写成《陈氏脉学》。

尤志心

2024 年 5 月

两代青囊家授　医经融贯华洋
（代序二）

——记镇江民间医师陈登临

调寄西江月

深巷幽人独处，拯危术擅岐黄。

利名衔位笑云烟，济世由仁无量。

两代青囊家授，医经融贯华洋。

不知不愠古风存，的是吾侪榜样。

这首《调寄西江月》是江苏红学家江慰卢先生在陈登临治好他的久治无效的顽固性头痛之后，敬赠陈登临的一首词。

（一）

陈登临（1929—2014），是镇江的一位民间中医。

一个秋天的早晨，镇江这座古老的城市刚从蒙蒙烟雨中苏醒过来，一个姑娘焦急地走着，在她的眼里，一

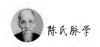

切都显得那样的朦胧，又那样的惆怅。她敲响了一座古老宅第的门。出来开门的是一位老者，他满头银发，面色红润，宛如鹤发童颜的仙翁，戴着一副近视眼镜，从眼镜的许多圈圈来看，老者肯定是个高度近视的人。这个人就是陈登临。

姑娘急切地说明了来意。原来姑娘的母亲罗氏，患有心衰症，兼有重度传导阻滞，住院治疗已一年有余，西医用阿托品进行治疗，病情反而日益加重。医院医生已让家里人准备后事。姑娘不甘心，多方打听，听说陈登临医术高明，就慕名而来。陈登临听完介绍，顾不及吃早饭，就跟姑娘往医院赶。

到了医院，只见罗氏躺在床上呻吟着，陈登临走上前去仔细观察，发觉病人已骨瘦如柴，眼神呆板，神志慌张，如发精神病一般。陈登临心中一惊，知其病情已十分危急，于是给病人认真切脉，发现病者两脉都有提前收缩的现象，呈间歇脉，再一看舌苔，只见红赤如火。诊断后，陈登临稍稍想了一下，就仿效张仲景的炙甘草汤的意思开了一个处方，并告诫姑娘，三个星期后再去找他。

三个星期后，姑娘带着母亲再次找到陈登临，这时罗氏的精神面貌已焕然一新。病人间歇脉消失，陈登临嘱咐其回家继续服药。几个月后病人痊愈。罗氏感激涕零，逢人就说陈登临是神仙返世。就这样一传十，十传百，陈登临的大名便不胫而走，成了不少人仰慕的名医了。

（二）

梅花香自苦寒来。

陈登临出生在一个书香门第，其祖父陈庆年是近代史学家，其父陈健侯是镇江一代名医，也是孙氏太极拳的正宗传人。陈登临从小就耳濡目染父亲给人治病的情景，对医生这一职业怀有无限敬佩之情。但命运之神并没有让他成为一名医生，而是将一群天真活泼的孩子推到了他的面前，他成了"孩子王"——一位教师。

1958年，陈登临因历史的问题离开了教师队伍。他陷入了深深思考：今后的路该怎么走？是振作起来，还是继续消沉下去？他想起了他的父亲陈健侯，这个经历了中华民族几十年动荡的老中医，其人生道路何等坎坷；但是不管遇到什么样的挫折，父亲从未消沉和失望过，因为父亲深深懂得，一名医生的天职不仅仅是治病救人，还在于敢于伸张正义。尤其是1929年父亲大声疾呼反对国民政府取缔中医，迫使政府收回成命的事给陈登临留下了极其深刻的印象。他曾经幻想当一名像父亲一样的医生。现在，有了时间，有了老师，为什么还不赶快行动起来呢？他下决心走自学中医这条极其艰难的道路。

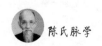

做医生的人都知道，学医是非常艰难的。就拿中医的切脉来说吧，它是最具特色的诊断方法，然而这往往是许多中医所不能突破的。人的脉搏有形态、动态、神态之分，总称脉体。疾病就是根据脉体的变化来诊断的。一般的中医最多能感觉到脉搏跳动的强弱，而高明的中医，其手指（指目）能感觉到脉搏在不同生理状况下的波动情况，就像在不同气候条件下大海的波浪一样，耳朵能听到脉搏跳动的声音。动感、声感的结合是切脉的最高境界。陈登临决心攀登这种医术境界，但是要达到这种境界何其艰难呀！

由于父亲当时年事已高，身体欠佳，所以他只能听父亲零星的讲解，而系统的学习全靠自己。学中医要先读四大经典著作《黄帝内经》《难经》《伤寒论》《金匮要略》，而这四本书全是文言文著作，很难看懂。陈登临凭着自己较深厚的古典文学的基础和较广博的中西哲学知识，硬是将这四本难念的经书"啃"了下来，并做了大量笔记。在此基础上，他又博览群书，潜心于医案的阅读，博采众长，从而获得了较为广博的理性知识。感性知识的获得必须通过实践。于是，他以身试法，故意在身上设计一些模拟标本，比如有意识地让自己感冒、腹泻、少食、多食等，然后切自己的脉……经过几年的不断试验，他对常见疾病的脉象已了如指掌。同时，他还认真阅读学习《中医药物学》和《方剂学》，达到倒背如流的地步。

当他正过着平静的自学生活时，"文革"到来了。他白天参加体力劳动，晚上就全身心地投入到医学研究之中，他偷偷拿出自己的笔记心得和偷偷藏起来的没有被抄去的极少量医书，仔细阅读。他要从学习中寻找欢乐，寻找应该属于自己的天地。他是在苦中寻乐，而欢乐是希望之花，希望又赐给他力量，使他毫无畏惧地正视人生坎坷。他就是这样在苦涩的欢乐中坚持下来的。在生活异常艰苦的条件下，他节衣缩食，陆续买了一些医书，至今他收藏的医书已有千余册。

他开始看病的主要对象是左邻右舍及亲戚朋友。他的第一个病人是一位尤姓女病人。此人是他的邻居。尤氏患风湿性关节炎、二尖瓣狭窄，曾在医院做过手术，但症状并无多大改善。陈登临自告奋勇地给她看病，但当时他还是有点提心吊胆，看好了倒没什么，看不好可是人命关天的大事啊！但是这个机会又实在是太诱人了。他小心翼翼地进行诊察，最终决定采用益气强心、活血祛瘀的方法治疗，开了药方。病人连续服了30多剂，效果极好。首次行医的成功增强了他做医生的信心。1978

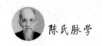

年，他以优异的成绩拿到了镇江市卫生局发放的"准医证"。他治愈的病人至今已上千人，南京、镇江、无锡、苏州、上海、陕西、北京、宁夏，几乎全国各地都有他治愈的病人。

（三）

古代名医中"切脉决生死""切脉如神"的事屡见不鲜，几千年来被蒙上了神秘色彩，陈登临决心把神秘变成现实。

镇江40多岁的柳某，患颈部恶性淋巴瘤，已向全身淋巴系统扩散，经中西医结合治疗，仅能缓解症状。其父母请陈登临去诊疗。病人呼痛不已，陈登临为之切脉，知其两手脉如离弦之箭一去不复返。这种脉象属于常见的八怪脉，可以称为"箭驰脉"。陈登临对病人父母说："危在旦夕。明天蒙蒙亮，五六点钟，将结束生命。"果不出所料，柳某第二天早晨五点半病逝。真是"切脉决生死"，半仙之名不虚传呀！

又一男性病人，从镇江火车站下来，腰疼不已，在茶馆里听人讲到"陈半仙"切脉如神的传闻，就登门就诊。自诉症状：腰疼不已，一小便腰更疼。陈登临凝神切脉，见其左尺细涩，云："你左肾有结石。"病人惊奇万分，说："是的，我在医院曾做过造影，确为左肾结石。但我不懂，你怎会知道？"陈登临答曰："你的左尺肾脉细涩，故有此断。你右脉细弱，面色萎黄，为气弱证。建议用人参汤冲八珍散服用。"病人感激不尽而去。

某女，二十八九岁，婚后三年多未孕，夫妻不和，闹离婚，前往求诊。陈登临视其面容憔悴，舌质红，脉细，一派阴虚症状；再细询隐情，女面红耳赤，不欲言。陈登临说："据你的脉症，同房时定阴水不足，毫无快感，久之，引起性冷淡，以致不孕。"女颔首默认。陈登临以六味地黄丸为主方，加蛇床子、菟丝子、枸杞子，嘱服五剂。药服完，病人喜笑颜开，前往拜谢。陈登临嘱其再服五剂。两个月后即怀孕，生一女孩。

某病人谢某，现在镇江自来水厂工作。他16岁时随父母被下放到农村劳动，得了一种病，白天精神好，晚上11点后就发高热，鼠蹊穴处疼痛，并有一如鸭蛋大的肿瘤，表面不红。到几家医院就诊，打过各种抗生素针剂，毫无效果。医院医生对家长说："看来只有截肢了。"为了保住儿子的腿，谢某的父母到处求医，经人介绍找到了陈登临。经切脉，发觉病人两脉细数；再一看舌苔，只见红赤如火；便询问大小便情况，原来病人大便数日一行。陈登临微微点头，心中明白症状和脉象完全相符。就问："你是不是经常有梦遗现象？"病人红着脸点点头。

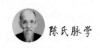

陈登临说："这都是肾水不足引起的，你得的是先兆性的骨结核。"于是以五甲汤为基本方，生用龟甲、地黄、元参等重滋肾水的药，再加上消肿化痰、通络止痛之药，开了一个处方。病人回家后连续服了二十五剂，能直腰行走，夜间高热霍然而愈，肿瘤消失，至今未发。

（四）

前面提到了五甲汤这个方，陈登临用此方治愈了许多病人的良性肿瘤，并延长了一些晚期癌症病人的生命。这五甲汤如此神奇，说起来还有一个有趣的事。

隋唐时期，中医学有很大的发展，当时最为著名的医学家是孙思邈，他不仅医术非常高明，而且医德也非常高尚，后人称他为"药王"。在陈登临立志做医生的时候，就把孙思邈当作一面镜子，时时与之对照，找出自身的不足。

有一天夜里，陈登临在睡梦中觉得自己进了一个大森林，森林里有一片又一片的白杨、密密层层的云杉，还有一条幽径仿佛在给人们指引着方向。他沿着幽径来到了一个非常明媚的天地之中：高高松柏，郁郁葱葱，许多小松鼠在上面欢快地跳舞；地上开满了各种颜色的野花；有一条清亮的小溪发出潺潺的流水声，四周有许多仙鹤在逗留栖息；空气中弥漫着铃兰的幽幽香气。他被景色迷住了，以为进入了仙境。突然有一个人向他飘来，只见来人身穿黄色道袍，脸上呈现出玛瑙色，神采奕奕，仙风道骨，胡须美丽至极，即便是历史上的美髯公也比不上他。陈登临只觉得此人好眼熟，却又想不起来在哪儿见过，心中正在疑惑，只听老者说："我就是孙思邈。你潜心于医，治病救人，其志可嘉。你可知五甲汤？"老者声音洪亮又温和。陈登临心中一喜，赶紧答道："五甲就是鹿角、龟甲、鳖甲、穿山甲、牡蛎。"老者点头称是，又说道："以这五种药为主的方可以治各种肿瘤。"说毕飘然而去。陈登临急忙致谢，正想再问几句，发觉人已不见，一急便醒了。他将梦中之事仔细回味了一遍，发觉很有道理。日有所思，夜有所梦。后来，他用五甲汤（按：古籍上只有一甲复脉汤、二甲复脉汤、三甲复脉汤）治病获得成功。这当然绝不是药王托梦的结果，而正说明他多年潜心医道已达到了入迷的程度。

现举一例为证。季某，女，左侧颈部有一肿块，经西医检查，断为冷结节，属淋巴结病，建议手术治疗。1983 年 9 月，病人来陈登临处就诊。病人脉弦数，呼吸、吞咽有困难，不愿手术治疗。脉证合参，断为肝火亢盛，痰火交织。陈登临以五甲并用，再加上生甘草、玄参、贝母等药。季某服完二料丸药，肿已消大半；后又服二

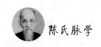

料；然后陈登临于原方中加皂角刺 15 克，病人未服完第三料药而痊愈。据季某讲，与她同进医院检查的同病病人还有两个，另外二人接受了手术治疗，但术后畏寒，纳食不佳，神疲，后遗症较大。这个病例足以说明五甲汤的神妙之处了。

（五）

陈登临所诊治的病人，有目不识丁的老农民，有知识渊博的高级知识分子，有劳改释放犯，有高级干部，有三岁孩童，有八旬老者，他都一视同仁，从没有因为他们社会地位、身份的不同而态度不同。

病人找他看的病多是疑难杂症。每次看病他都凝神切脉，细心开方。有的病人为表示感谢，掏出了好几张"大团结"（指 1966 年发行的 10 元纸币），但他都婉言谢绝，只按规定收诊金；有的病人家庭较困难，他便分文不收。比如，有一位 75 岁老妇，有高血压病史，某日忽然昏迷，面赤如血，心胸火热如焚，手足时有抽搐，血压 220/120 毫米汞柱，脉弦劲数，服西药后危相不减，家人已备衣棺待亡。年老病危，脑血管不测之祸，属意料之事。陈登临采用复方重剂予以治疗，结果挽回了危局，使其血压下降至 120/80 毫米汞柱。后病人又赴诊几次，他都没有收一分钱。可以说，在找他看病的人中，几乎有半数是没付过诊费的。镇江市卫生局曾表扬他"医德高尚"。

有人说他是傻子，但他有自己的想法，他认为医生的职责就是治病救人，如果一个医生利用自己手中的医术替自己广开财路、谋私利，那是违反医德的。

生活中有许多人，当自己迫切需要别人的帮助时，他们第一个想到的便是这样的"傻子"；当他们高枕无忧时，最不屑一顾的也是这样的"傻子"。我们应该承认，正是这些"傻子"，用自己的良知指导自己的行动，用自己的行动向社会尽了自己的义务。

（六）

1985年，政府终于给他落实了政策。他虽已白发苍苍，但雄心犹存。他深深懂得脉诊固然重要，但只有与其他三诊结合，与现代科学技术结合，才能发挥出更好的作用。他迫切地感觉到时代在发展，如果不能及时了解国内外中医界研究发展的信息，那么对提高自己的医术无疑是一大阻碍。为此他订阅了几十种医学杂志，包括西医杂志在内。因为西医的医术往往会给中医许多启发，起到触类旁通的作用。

他常常采用中西合璧的治疗方法，取得了显著的疗效。有一种男性不育症，虽精子数量已达到标准，但病

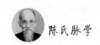

人仍不能生育。据国外资料报道，对于精子数量达标而仍不能生育者，只要增强精子的活力，就可以解决难题。他从中受到启发，用穿山甲（现多用替代品）和急性子来增强精子的活力。因为穿山甲有穿山破石功能，急性子借种子的力量传播，一个为动物药，一个为植物药，攻坚力极强。利用这个原理，他治愈了许多病人的不育症，稳固了病人家庭，给他们增添了幸福感。所以人们又送了他一个绰号——"送子观音"。

一对青年夫妻结婚多年没有孩子，夫妻俩时常吵架。这对夫妇闻陈登临医名，特双双前往就医。陈登临问病情，两个人默然不言。陈登临知有隐情，不再追问。令男伸出手来，细切其脉，云："尺脉涩，由败精坏血阻塞输精管所致，故房事不射精。此乃因平时所欲不遂，性交时经常忍精不放所致。"陈登临用好语安慰之，并开当归、赤芍、急性子、穿山甲、蜈蚣、甘枸杞、仙灵脾等药，嘱研细粉，空腹服，每天3次，每次3克，临睡前服地西泮（安定）2片，房事前3小时服麻黄素片2片。一个月后，一料中药服完，这位丈夫房事时即能射精，遂得鱼水之乐。夫妻大喜，后妻怀孕生子。夫妻俩抱子前往道谢不迭。

对于前人遗留下来的一些医案，陈登临进行了不断的探索和求新。在古代医案中，敢用砒霜给人治病的寥寥无几，而华佗是个佼佼者。陈登临为了治愈一些神经系统疾病，大胆采用砒霜，获得成功。在当今社会中，敢于使用砒霜治病的人并不多见。

他还大量阅读古代的哲学著作，特别是对艰涩难懂的《易经》做了深入研究，他运用易理治疗过许多病人。他开方富有哲理性，讲究"相反相成"，讲究抓住主要矛盾兼顾次要矛盾。

行医二十多年，陈登临在自己经验的基础上，结合国内外资料，著有《陈氏脉学》《高血压中医证治分型》以及医案若干，这无疑是一笔可贵的医学财富。

尤　恒

2024 年 5 月

目 录

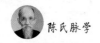

陈氏脉学

尤志心按：这是陈健侯第四子陈登临继承父业，精研脉学的结晶。初稿写于20世纪70年代，后来又在临床实践中逐步补充完善，至1996年正式完稿。此文是由陈登临多年来的理论探索和临床实战经验凝结而成的，总结了前人脉学和陈健侯脉学的成果，并且有所创新。

脉诊是中医学诊断疾病的一种独特方法，自扁鹊"独取寸口，以决死生"始，迄今已有几千年历史。历代医学家在如何诊脉以诊断疾病方面积累了宝贵的经验，我们应当努力发掘，加以提高，并密切联系中西医结合的临床实践，整理提高中医学的脉学理论，使之更好地为诊治疾病发挥作用。

下面就从脉的作用与要素、脉的现象与本质、脉的性质与规律、脉型与脉象名、脉与病的关系、怎样诊脉

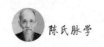

等几个方面来进行探讨，望研究脉学的专家不吝指正。

一、脉的作用与要素

望、闻、问、切四诊是中医学临床诊察和判断疾病的方法，其中的切诊（又称"脉诊"）居于四诊之末，似乎是居于次要地位的。固然，仅凭切脉来诊断疾病不是全面的辨证方法，但仅用望、闻、问三诊来诊断疾病也不是全面的辨证方法，所以四诊应该密切结合运用，这样才是全面诊断疾病的方法。由此可知，脉诊也是很重要的。《素问·六节藏象论》说："心者，生之本，神之变也，其华在面，其充在血脉。"《素问·脉要精微论》说："夫脉者，血之府也。"又说："微妙在脉，不可不察。"《素问·五脏生成》说："夫脉之大小滑涩浮沉，可以指别。"以上记载皆说明人体内脏腑功能的变化可通过切脉来推断，证实了脉诊在诊断疾病中有一定的作用。审病察脉，以决死生，以断疾病，是脉诊的根本作用。

脉诊的重要性既然如此，那么脉究竟是何物？脉反映什么？怎样反映？

（一）脉究竟是什么

人的一身赖气血周流，才能表现出永不停息的生命。内至脏腑经络百骸，外至肌肤毛发，血液无处不到的运行，皆靠气的推动。我国著名的医药学家李时珍说过："脉乃血脉，气血之先，血之隧道，气息应焉。"脉是血液循环系统的重要组成部分，是血液通行的隧道，有引导气血按一定的规律、循一定的路线运行的作用。脉的搏动次数和呼吸次数，常有一定的比例而相适应。古之"衇"字，从"血"从"辰"，指气血流行，循经络而又分派；今之"脉"字，从"肉"从"永"，意即脾胃主肌肉，气血滋生靠脾胃，这样就可以永其天年。血为气使，气为血帅，气与血须臾不相离。两者离决，人的生命就结束。"气血之先"的"先"字有引导气血按一定的规律和路线循行周身的意思。用现代医学观点来阐明，就是在神经系统的引导、控制、指挥和调整下，气血在体循环、肺循环和微循环三个方面，运行有一定的规律和路线。所以脉反映了人体神、气、血的情况，无神则无以主宰气血，没有气血的运行不息就表现不出神的作用。神依于气，气依于血，血滋生于营养物质，营养物质的吸收依赖于脾胃，所以历代论脉的医家都说：有胃气则生，无胃气则死。有胃气，水谷才能变化为人体的生理物质。人体的生理物质可以统称为"精"。精、气、神，人之三宝，精谓物质，气指功能，神是神经系统的作用。谷气充则血旺，血旺则气强，气强则神昌，这都可以以

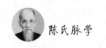

脉为征兆。

（二）五脏脉的平脉、病脉、真脏病和死脉

古代医家论脉，脉分五脏，五脏各有平脉、病脉、真脏脉和死脉。在人体正常生理情况下，形成脉象的各种因素在一定范围内保持相对稳定，从而使脉象表现为相对稳定的状态，这就是正常的脉象，又叫平脉。在正消邪长、阴阳失调和升降失常的病理情况下，形成或影响脉象的各个因素或某些因素，发生了不同于生理的改变，而使脉象不同于正常，这就是病脉。真脏脉是脏腑功能严重地失代偿，甚至功能衰竭的病脉。死脉是病脉的极度发展，是脉无胃气的反映，是生命垂危的征兆。

心脉盛满畅达，没有太过和不及的偏差；肺脉轻浮和缓，充沛有力；脾脉柔和旁达，从容和缓；肝脉条达，微弦而不紧张；肾脉坚强而潜藏，微沉而有力。这些都是平脉，是正常生理功能的反映。

怀孕的妇女脉常显滑象，这也是正常生理的反映。孕妇子宫内的胎儿需要充分的血液来滋养，母体内的新陈代谢作用比未孕时要旺盛些；为使血液加快周转和利用，血液循环速度会变快，心脏的负担比未孕时要重些；肺是参与血液循环的，呼吸频率要和心脏的搏动次数按比例相适应；肝是调节血量的，胎儿在不断生长的同时，需要的血量也相应地增大了，故肝比未孕时要忙碌些；由于心率和血液循环的加快、血容量的增大，血液黏度和血管阻力都较未孕时相对较低。这些因素就使孕妇的脉数而滑，滑而如珠走盘。育龄妇女如无其他病理原因，月经忽然中断，再验之以脉，呈滑数，基本可以断定为怀孕。

心脉急促，肝脉弦旺，脾脉失去和缓，肺脉轻飘无力，肾脉无或躁进，这些都是病脉。

血瘀，脉塞；气滞，脉郁；炎症，脉滞；气血不足，脉细弱；痰凝，脉滑；高排低阻型的休克，脉细数；阴虚，脉必细数无力；等等。这些都是疾病在脉上的反映。

真脏脉和死脉的特征，大率不出无、空、遏、疾、硬、无力、极微、极薄和极浮这几个范围。无，表示肝功能衰竭，脉搏停止；空，是脏腑储备功能丧失殆尽；遏，指气血阻隔；疾，是脏腑功能衰竭的反映；硬，是脉无胃气；无力，是脏腑功能正在从代偿期向失代偿期过渡；极微、极薄，是脏腑功能行将衰竭；极浮，脏腑代偿功能即将失去。古医籍上的怪脉都不出这几种特征。

（三）脉反映了人的生理或疾病及心理状态

脉既是正常生理功能的反映，在病理条件下，又是

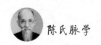

疾病和症状的反映。除此以外，脉还能在一定程度上反映人的心理状态。人的生理和心理交互影响，关系至为密切。心理状态是脑神经活动过程及趋向的表象和反映，脑神经的活动必然会影响气血在脉中的运行，循此就可见到心理状态的端倪。心思不定的人，脉象有时显得纷乱；易激动的人，脉是浮跃型的；好怒的人，脉往往是弦象；优柔寡断善疑虑的人，在脉上会显得摇摆不定，出现缓数不调的现象；有精神疾病的人，脉每每呈现急象，或者呈郁象，或者左右两部脉浮沉、大小、长短、快慢截然相反，判若两人；有强烈恐惧感的人，脉是抖颤状的，或者脉呈动象；处于高度紧张状态的人，脉象非弦即紧；有色情狂的人，往往脉象显沉数，特别是尺脉，反映了性神经的亢进；等等。脉只是在一定程度上反映了人的心理状态，不能代替心理学研究。

脉反映人的生理、疾病和心理状态是有客观根据的，如果以唯心主义的观点来看待这个问题，通过审脉察证来治疗疾病就失去了真实的意义。脉反映人的生理、疾病和心理状态通过三种途径：外在的客观环境、人体的内环境、脉自身的特点。

外在的客观环境与人体的内环境是统一的，两者适应，则人处于正常的生理状态；人体的内环境不能适应外在的客观环境的变化，两者失去了协调，就会发生疾病。能使人致病的风、寒、燥、火、暑、湿六淫，使人致病的细菌和病毒，大气中、水里、土壤内含有的使人致病的有害物质，人在生产活动中接触到的化学物质和其他使人致病的因素等都是外在的客观环境。人体内各生理系统所具有的特异生理功能和喜、怒、哀、乐、忧、思、悲、恐、欲的心理活动，就是人体的内环境。内外环境的适应、失调和变化，会全部或部分地、真实或虚假地在脉上反映出来。今就六淫致病这点简述一下。风为百病之长，善行而数变，因风致病，脉浮或浮缓；呼吸系统与大气的关系至为密切，所以因风致病的浮脉，右寸部的反应是较为敏感的。寒主收引，因寒致病，脉象大率为紧。火性炎上，传变快速，因火致病，脉象必数。燥分寒燥和火燥，都易伤津液，火燥脉细数，寒燥脉细紧。暑易伤气，因暑致病，脉浮大而虚。湿性胶着黏腻，因湿致病，脉多濡或濡而略滑。

（四）脉的八要素

脉自身的特点可以概括为八个要素，即脉的体、质、力、量、位、态、势、相，这八个要素称为"脉素"。

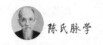

1. 脉体

脉体有厚、薄、刚、柔、大、小之分。脉体之厚反映人的禀赋厚实。但体型胖者，脉体也有厚的反映，这种厚不是禀赋厚实之厚，是指脂肪积累或痰瘀。脉体之薄反映禀赋不足。但体型较瘦者也会显薄脉，这种薄不是病脉。脉体之刚反映人体的骨骼组织坚实，但刚而兼硬往往是血管硬化所致。这种病脉，每每会有脑血栓形成和脑出血的可能。脉体之柔，反映气血冲和，血管弹性好。孩童脉体往往偏柔，反映孩童生机蓬勃。脉体大，反映脉波振幅大。体力劳动者往往亦有此脉体。如果脉的某个脉位出现"大"，往往是反映脉位所属脏腑的体积偏大，这是一种病态的表现。如左寸部脉体大，是心脏扩大的反映。脉体小，身材小的人每每可见，侏儒病者往往也会有这种脉体。如果在某个脉位上显这种脉体，是反映脉位所配属的脏腑萎缩。如右关部脉体小，是胃萎缩无疑。若女性左尺脉体小，多反映宫体萎缩或子宫发育不良。

脉分左右寸、关、尺，按之绝非一寸。临床经验丰富及切脉技术高明的医生会在凝神会心切脉之际，觉脉有盈尺，脉波脉浪，起伏升降，历历分明，有时似惊涛拍岸，有时如奇峰突起，变化多端，气象万千；观察它的形态，掌握它的神情，结合望、闻、问，百病皆了然。心脏不停地搏动，血管壁的韧性弹力，血液在血管中流动的阻力，三者促成了脉的搏动。脉的搏动就是脉波的波动。长久以来，我国脉学把脉分为三个部分，实际上就是把脉分为寸、关、尺三个脉波段，每个脉波段对应各个脏腑的情况，如同经络穴位对应生理病理的情况，各有其特异性。因此，根据中医藏象学说的理论，把左右寸、关、尺配属各个不同的脏腑。

指觉敏感的医生，手指按在脉上，所感到的脉不仅是有长短宽窄的平面物质，而且是有厚薄、上中下和左右两旁的立体物质。平脉的立体感是实实在在的，病脉的立体感有缺陷。脉厚而实，根底厚，是精充、气旺、神强的反映。脉薄如纸，反映气血衰弱，脏腑功能不强。上中下、左右两旁脉体感不足或缺如，反映不同脉位所配属脏腑的病变。如脉浮取力过强，沉取又见不足，反映脏腑功能的代偿期很快将转化为失代偿期；中气下陷的脉象显沉弱；两旁有中央空的芤脉，每在大失血后出现。这些病脉都是立体感有严重的缺陷。

2. 脉质

脉管和血液是影响脉质的两个重要方面。血液在血管里一刻不停地流动，从血容量、血行速度、血液黏

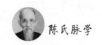

度、血压、血液中化学成分的变化、神经和内分泌对血循环的影响、血管壁的韧性和弹力、血管收缩舒张功能对血管大小的改变等方面看，脉可以分为几种不同的质：实质、虚质，硬质、软质，疏松质、坚凝质，滑质、涩质。实质反映血容量充盈，脏腑功能良好，精力充沛；虚质和实质截然相反。硬质反映血管壁的韧性弹力大大降低，主动脉硬化、严重的冠心病、长期的高血压和糖尿病，都会出现硬质脉。柔软的脉质反映血管壁的韧性弹力和心脏舒缩功能是良好的。小孩脏腑娇嫩，其脉质大都是软质，随着年龄的增长，软质就渐趋退化。疏松质反映了血液循环畅达无阻滞。坚凝质反映了脏腑功能的急剧退变和器质严重的损伤。硅沉着病和癌症晚期都有出现这种脉质的可能。坚凝者多木强，木强者死之徒，所以有坚凝脉质的病人，大率预后险恶。滑质反映血容量较大，血循环通畅，血液黏度低，小孩子和孕妇的脉质都属于这种。涩质反映血液黏度高，血循环不畅，体内有阻塞，晚期癌症病人的脉都是涩的。手指按在涩质脉上，感觉脉好像是河流冲击暗礁时激起的浪花，既有洄流，又有漩涡；又好像一粒滚珠跳动在脉管中，它和滚珠走盘的滑质脉有很大不同。在某些情况下，脉质和脉象是一致的，如滑涩质脉和脉象滑涩；但有些脉象和脉质并不一致，如脉象细，它的脉质或滑或涩，或者是其他的脉质。

3. 脉力

血液在血管里不停地流动，把氧气和营养物质输送到全身各个组织，又把二氧化碳和其他代谢废物通过肺的呼气作用和排泄系统的功能排出体外。是什么力量推动血液循行周身？这主要依赖心肌的收缩舒张力量。心肌不断地有节奏地收缩舒张，形成血液的压力；脉管有推动血液循管道环行周身的韧性弹力和阻碍血液前行的阻力。这些共同构成了脉管搏动的力量，这力量在动脉特别明显，所谓脉搏就是指这个。脉搏的力量有强，有弱；有弹性，也有阻力；有向心性的搏力，也有离心性的散力；有张力，也有弛力。这几种不同的脉力须于指下仔细推寻审察。脉力强反映气血旺盛，抗病拒邪的力量强；患病时，也反映邪实。脉力弱，反映气血衰弱，抗病拒邪力量和修复能力低弱；患病时也反映邪退正尚未复的情况。韧性、弹力的强弱反映血管舒张功能的强弱。搏力反映脏腑功能是良好的，有后备力量，手指按在这种脉上有吸力似的感觉；离心性的散力则与此完全相反。阻力反映血管壁中有妨碍血运的异样物质，如胆固醇、血栓或气栓，或者脏腑内有占位性病变。张力和弛力是一对矛盾的作用力。前者反映血压趋向持续增高，或者是心理处于紧张的状态，或者是正邪斗争相持不下；弛力反映血压有下降的趋势，或者是正气不支，敌不过病邪，或者是病邪败退。反映正气不支的弛力脉，脉之神态必懈怠；反映病邪败退的弛力脉，脉必然存在胃气。指下的脉力感触须从脉波的升降起伏、来去伸缩中仔细推寻和辨别。

4. 脉量

脉的量度是指脉波的长短、脉波振幅的大小、脉动的频率快慢、脉管血容量的充盈与不足。脉波长过于本位，不是反映正气旺就是表示邪气实；脉波短不及本位，是气血不足的充分反映。脉波振幅的大小反映了血管径的粗细。血管径的粗细，有的是自然形成的，有的是病变的反映，还有的关系到体力劳动和脑力劳动的区别。冠心病病人的胆固醇高，脉动的振幅往往狭小；体力劳动者的脉管粗，脉的波幅也大。脉的波幅大小还决定于脉管的收缩舒张功能孰占优势。如果收缩功能居优势，脉搏振幅就小；如果舒张功能处上风，脉波振幅就大。气血在血管中的充盈度也会影响脉的波幅大小。气血充盈，脉波的振幅就大；气血衰败，脉波的振幅随之减小。但也有气血衰败的人，脉波的振幅反而大，因为物极则反，矛盾会从反面转化，属于这种情况的脉搏振幅，其大是大而虚空无力。脉搏的频率是指每分钟脉搏的次数，一般情况下正常人安静时每分钟的脉搏次数是60～90，小孩子的脉搏次数要高于此数。快于正常的脉搏，或者是因热性病体温增高，或者是因虚生内热，或者是因为某脏腑的火旺，或者是由于心脏功能因某种疾病的影响正处于代偿期。慢于正常的脉搏，或者是因气血不足，或者是因患了寒性病而体温下降，或者是由于阳虚生内寒，或者是因心脏功能处于失代偿期和心脏传导阻滞。强体力劳动者和运动员，肺活量大、肺功能强，脉搏频率也慢，但这种慢是慢而有力和慢而有节奏。脉搏的快慢不整齐、不均匀是脉搏节律不整的反映，这在心脏病尚处于功能性阶段时每每出现。在结、代、促三种脉象中，代脉的节律是整齐的，结、促脉的节律是不整齐的。

脉管血容量的充盈和不足受多种因素制约：造血功能的正常与否，心排血量和回心血量的变化，肝调节血量的功能，失血的程度。中医学所讲的心血亏损、肝血不足和脾不统血等，都是指血容量充盈度不足，这在脉上都是有反映的。

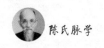

5. 脉位

人体的脉时刻在搏动，人体的循环系统与脏腑经络密切相联系。脉的搏动既反映脏腑经络的生理功能，又反映脏腑经络的病变。那么，按哪部位的脉来审察诊断疾病呢？这在历史上有一个发展的过程。

脉诊部位，相传有三。

（1）三部九候。此分三种方法，如下。

第一种方法：遍诊三部。《素问·三部九候论》说："人有三部，部有三候，以决死生，以处百病，以调虚实，而除邪疾。帝曰：何谓三部？岐伯曰：有下部，有中部，有上部。部各有三候，三候者，有天，有地，有人也。"列表如下。

		天	两额之动脉（太阳穴）以候头角之气
头	上	地	两颊之动脉（巨髎穴）以候口齿之气
		人	耳前之动脉（耳门穴）以候耳目之气
		天	手太阴（寸口部）以候肺
手	中	地	手阳明（合谷穴）以候胸中之气
		人	手少阴（神门穴）以候心
		天	足厥阴（足五里穴或太冲穴）以候肝
足	下	地	足少阴（太溪穴）以候肾
		人	足太阴（箕门穴或冲阳穴）以候脾胃

第二种方法：张仲景的三部诊法。张仲景在《伤寒论》中说："有人迎、寸口、趺阳三部之诊。"列表如下。

上	颈侧动脉——人迎，以候胃气
中	桡骨动脉——寸口，以候十二经
下	足背动脉——趺阳，以候胃气

又有下部以足少阴太溪穴以候肾气者。

第三种方法：寸口之部。寸口又名气口。《素问·五脏别论》说："气口亦太阴也，是以五脏六腑之气味，皆出于胃，变见于气口。"《难经》也独取寸口之诊，以决生死。《脉经》沿袭并推广了《难经》的意义，并将寸口分作寸、关、尺三部，每部用浮、中、沉三按，三而三之，是为九候。

（2）冲阳、太溪、太冲。冲阳属胃经脉，在足跗（脚背）上五寸，骨间动脉上，去陷骨三寸。冲阳不衰，胃气犹在，病虽危困，尚有生机，但忌弦急。太溪属肾经脉，在足内踝后方与跟骨筋腱之间的凹陷处。太溪不衰，肾犹未绝，病虽危困，尚有生机。太冲属肝经脉，在足大趾后本节二寸陷中，此脉不衰，生机未绝。

三部九候的切脉部位，是按经络及所候经络的主要脏腑来掌握的，详则详矣，但失之繁琐，且有的部位搏

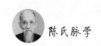

动感不明显，难以掌握，所以张仲景根据他的临床经验把切脉的部位进行了简化。张仲景切脉的部位以寸口为重点，着眼于胃气有无。胃为后天之本，这一点张仲景是有明见的，但在脉的部位上怎样配属脏腑，则阐述不明确。取冲阳、太冲、太溪为切脉部位，主要检查胃、肝、肾三经的盛衰。按中医理论，胃的广义概念包括整个消化系统。胃为水谷之海，主纳食和消化，对营养物质的消化、吸收、传输和分布至为重要。中医肾的广义概念包括排泄、生殖、神经和内分泌系统，关系到人的精与神。肝的生理功能和生化作用，从现代医学观点来看，密切关系到生命的维系。取这种切脉部位来审察疾病虽有独到的见解，但忽视了心肺，这是其主要缺点。

（3）寸、关、尺。祖国人民在长期与疾病做斗争的过程中，积累了丰富的切脉经验，逐步摸索出了比较正确和系统的脉学理论，在继承三部九候和太溪、冲阳、太冲的理论基础上，终于找到了独取寸口来审察和诊断疾病，以决生死的办法。此法自扁鹊始用迄今已历数千年，其理论系统在医学实践中不断得到完善。

《难经·二难》说："脉有尺寸，何谓也？然，尺寸者，脉之大要会也。从关至尺是尺内，阴之所治也；从关至鱼际是寸内，阳之所治也。故分寸为尺，分尺为寸。

故阴得尺内一寸，阳得寸内九分，尺寸终始，一寸九分，故曰尺寸也。"又《脉经·分别三关境界脉候所主》说："寸后尺前名曰关，阳出阴入，以关为界。阳出三分，阴入三分，故曰三阴三阳。阳生于尺，动于寸；阴生于寸，动于尺。"按，鱼际至高骨为一寸，内分九分；高骨至尺泽（在肘中，约纹上动脉，即尺泽穴）为一尺，内取一寸，共一寸九分，其中寸、关、尺各得六分，余一分，为关前阴阳之界，以候人迎胃府之气，此外则候气口肺之气。《黄帝内经》本以人迎诊六腑之阳，气口诊五脏之阴。人迎属足阳明胃经，在结喉两旁。气口即寸口，属手太阴肺脉，在两手太渊、经渠穴附近。寸口之上可察人迎，这是因为心之血、肺之气都是胃府谷精所化，所以人迎为寸口肺脉之根，寸口为人迎胃脉之干。根干一气相通，如有变动，其机兆没有不见于根干的；肺又朝百脉，于寸口之上就可察人迎之气，不必再诊结喉两旁之人迎。取寸口脉就可以审虚实、处百病、决死生，道理就在这里。

寸、关、尺在两手共为六脉，分主脏腑。

《素问·脉要精微论》说："尺内两旁，则季胁也。尺外以候肾，尺里以候腹。中附上，左外以候肝，内以候膈；右外以候胃，内以候脾。上附上，右外以候肺，

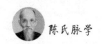

内以候胸中；左外以候心，内以候膻中。前以候前，后以候后。上竟上者，胸喉中事也；下竟下者，少腹腰股膝胫足中事也。"这已清楚地说明了寸、关、尺如何分主脏腑。后来王叔和、李东垣、滑伯仁等以脏腑表里之义，主张左寸候心与小肠，左关候肝胆，左尺候肾与膀胱，右寸候肺与大肠，右关候脾胃，右尺候命门与三焦。张介宾、喻昌、李中梓、李时珍及吴谦都认为大小肠皆在下焦，应分属左右两尺，张介宾又主张配大肠于左尺，配小肠于右尺。他的理由是：大肠与肺金为表里，左尺主肾水，取金水相从之义，所以大肠配左尺；小肠与心火为表里，右尺主命门，取火归火位之义，所以小肠配右尺。大小肠居下焦，应分属左右两尺，这个论点是可取的，但如张介宾之说就与脏腑表里的关系不相符合。女子子宫应配属脉的哪个部位，历代医家意见各殊，我认为配属左尺较宜，因为心肝脉都在左部脉，心主血，肝藏血，无血就不能长养胎儿。

从寸、关、尺分主脏腑来看，尺脉最复杂，指技不高明者断不能审察分明。若四诊八纲能运用自如，且在实践中积累了丰富的切脉经验和技术，则诊尺脉时自然能得心应手。

脉位究竟有多少？两手寸、关、尺，各按浮、中、沉权衡，可得18个脉位，用之处脏腑表里疾病，是够用的了。如详予划分，两手寸、关、尺各按浮、中、沉权衡，于浮、中、沉再按上、下、左、右、中取，则共得90个脉位，取这样多的脉位来诊脉察病，可以比较清楚地掌握病变的部位，这是相对于18个脉位讲的，不能与用医疗器械定病变部位相比。

6. 脉态

人之外观、体形仪表、举止动作、言谈笑貌、神色表情，都可以观察到；脉也一样，有它的形态、动态和神态，并能被人觉察到。脉之形态即长短、大小、厚薄和斜直，指按脉上，很易掌握。脉之动态，即疾徐、进退、升降和伸缩，这八种不同的动态表现了脉的四对矛盾，反映生理和病理的变化。性情急躁的人和患热性病的人，脉的动态多为疾；病邪方盛，脉的动态多为进；中气下陷，清阳不升，肝郁而不条达，脉的动态多为降；气不通畅，血行阻滞，形如患病者双足痿躄，欲行不行，欲止不止，脉的动态多为缩。脉的动态徐徐悠缓，从容不迫，安舒中正，即称为"徐"，是气血交流、阴阳协调、升降正常的生理反应。脉的动态"退"表现邪正消长两个方面：退而有神，是邪消正长；退而无神，是正消邪长，预后多不佳。脉的动态"升"也有两种不

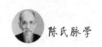

同的表现：升而有根，根中有神，反映正气充足，力能拒邪于外而战胜疾病；升而无根少神，反映正不敌邪，元气将脱。脉的动态"伸"是气血周流、阴阳和谐的表现。

脉之神态是比较难捉摸的，因为它是抽象的，但它对于审察疾病和断定体质康强衰弱具有很重要的作用。胃气是有还是无，脉根是稳固坚定还是飘忽不定，这两项内容是掌握脉的神态的两个要点。脉波迢迢而长，升降徐缓正常，胃气充沛，根底坚实，一派冲和康强之状，这种脉的神态可以叫作"圆"。圆有圆满之意，六脉调和，寻无病态。和"圆"相反的脉的神态是"遏"。遏有阻隔的意思，指脉行萎靡不振，少神无力，这反映了气血难周行交流。脉的神态圆，健康而长寿；脉的神态遏，气血衰微，可能夭亡。脉的神态不能离开它的形态和动态而孤立地存在，透过脉的形态和动态可掌握它的神态，神态即寓于形态和动态之中，形态和动态是脉的现象，脉的神态接近脉的本质。

7.脉势

脉势可以用旺和颓来概括。旺是指正邪两方中的一方为主要矛盾。在疾病的发展过程中，正邪两方哪一方能决定疾病的转归趋势，哪一方就是主要矛盾。疾病会发展，旺和颓两个不同的脉势也会相互转化，两者的矛盾统一在病体内，反映在脉上。正气旺，则邪气颓，拒邪的力量强，病愈的转化就快；邪气旺，则正气颓，抗病的能力就弱，疾病的发展趋势多是恶变，病者康复困难或不免于死亡。捉摸脉势必须掌握好脉的形、动、神三态。《伤寒论·辨太阳病脉证并治》说："伤寒一日，太阳受之。脉若静者，为不传；颇欲吐，苦躁烦，脉数急者为传也。""脉若静者"之"静"反映正气未颓，邪气不旺，一个"静"字活化了脉的神态；"脉数急者为传也"里的"数急"反映了邪气旺盛，正气拒邪之力弱，因此疾病有"传"变的趋势，"数急"反映了脉的神态。正邪两方还有势均力敌呈相持之势的状态，如风热感冒在伤卫这个阶段显浮数脉，浮主表，在病邪为风，风热侵袭体表，酿而为病，浮又反映正气有抗病拒邪于外不使入里的力量，数反映正邪两方正搏斗激烈。在正邪处于相持之势的时候，疾病的转归有因正气旺盛无药而愈的；有因治不得法，病趋入里的；有因对治及时，却病胜邪，治之而愈的。向愈、相持、传变和恶化四者是疾病发展的趋势，反映在脉势上就是颓和旺。脉势的审察和判断依靠指技的精熟和指感的敏锐，这是从临床中认真实践的结果。

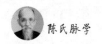

8. 脉象

脉的体、质、力、量、态和势所反映出来的现象叫作脉象，脉象是诸脉素的不同组合。从脉素怎样组合、脉反映疾病的程度、诸脉象的同异来看，脉象可以分为真性象、假性象，隐匿象、显著象，单纯象、复合象，共性象、分别象，以及干扰象。这里谈的脉象是抽象的，具体的脉象留待在"脉型与脉象名"那一节里阐述。

脉与疾病症状两相符合是真性象脉，风热感冒脉浮数、风寒感冒脉浮紧等就是真性象脉。脉与病证相矛盾时，如虚病脉象反实，热厥脉象反见沉伏，应透过疾病的症状抓住其本质，舍脉从证，不为脉之假象所迷，这样治病遣药才有针对性，不会无的放矢。疾病的症状已毕具，但脉尚未有端倪可寻，这种脉即为隐匿象脉。如肺结核症状已具，干咳无痰，午后有低热，两颊绯红，日渐消瘦，但脉尚未有迹象可寻，遇到这种情况，治之也应舍脉从证。如果片面以脉为准，那就会因循失治，致病情恶化。脉反映病，象很明显，恰如其分，这种脉象就是显著象脉。痈肿始生而脉数不时，疮疖化脓而脉象洪数等，都为显著象脉。脉以单象来反映病，这种脉象就是单性象脉。高血压脉仅显弦象，则这种脉象的高血压病因是单纯的；如果脉象除弦外，又兼数，或兼滑，或兼细数，那么这种脉象就是复合象脉。有些脉象按脉素的组合来讲就是复合象，洪脉就属于这种情况。洪脉的脉象是浮大而来盛去衰，其中浮是脉素的"位"，"大"是脉素的"量"，盛衰是脉素的"势"，"来盛去衰"的"来"和"去"又属脉的动态范围。洪脉的"质"在指觉下是平滑的，其力是来大而鼓，如洪水汹涌，来盛而去衰，来盛之力是张力，去衰之力是弛力。共性象和分别象是指一些脉象的同异，如革脉与牢脉皆大而弦，而革脉以浮现，牢脉以沉现，这就是革脉与牢脉的分别象。又如促、结、代三种脉象，三者都有一止，促是数时一止，结为缓时一止，代则止有定数，其中皆有一止是这三种脉象的共性象；数时一止、缓时一止、止有定数，就是它们的分别象。区别一些脉象的共性和个性对审察疾病很重要，有比较才有辨别。结、代脉多见于心脏病（包括功能性和器质性），促脉多见于肺气肿。在脉上交替出现两种脉象，一种是占优势的脉象，另一种脉象则相对地处于劣势状态，占优势的脉象反映的时间较长，处于劣势的脉象反映的时间较短，这种脉象就是干扰象脉。如原来经期正常的妇女，忽闭经数月，诊其脉，忽而滑，忽而细数，显细数象时多，显滑象时少，若从滑脉、胎孕及闭经三者关系来推寻，此妇人有胎孕的可

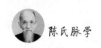

能，但因为有占优势的细数脉所干扰，则胎孕还不能十分肯定。医者遇此脉象，令病人服滋阴益血药剂，就可以使居于劣势地位的滑脉象渐渐处于优势地位，排除了细数脉对胎孕脉的干扰，脉象就由干扰象转化为真实象了。

体、质、力、量、位、态、势、象这八种脉素是组合诸不同脉象的重要因素，研究脉学者必须下功夫并切实地结合临床经验来探讨。这好比研究生物必须研究细胞一样，懂得了细胞的结构和它的生化作用及生理反应，才能进一步研究生命的特征。同样，掌握了脉素才能明确认识许多不同的脉象。只有清楚指下脉象，才能做到用脉来处百病、审疾病的虚实、决生死。

二、脉的现象与本质

脉能反映纷繁复杂的疾病，依赖的是脉素和由脉素组合成的不同的脉象。不同的脉象都有它的现象和本质，脉的现象、本质，与疾病的现象、本质是一致的。疾病的本质是人体的内环境与外环境不能协调，不能适应外环境的变化，或者内环境自身失调导致的。脉的现象和本质都是生理、疾病和心理的反映，即内环境自身协调与否的反映、内环境与外环境适应情况的反映。在这方面，脉有它自身的特异性，脉素和脉素组合成的脉象就是表现脉自身特异性的。脉的现象和本质是它自身特异性反映的两个方面。

脉以波的形式来表现它的现象、反映它的本质。脉波的长短、脉波的起伏变化、脉波振幅的大小和脉波速度的快慢，都是脉波的不同状态，即脉的现象。脉的现象是具体的客观存在，指感可以觉察到它。脉的本质是不能靠指感来觉察的，因为它是从脉的神态中抽象出来的。脉的神态有圆遏的差异，有胃气有无的不同，有脉根强弱的区分。从脉波来观察，脉的神态还有这些特点：脉波是缓缓徐徐的、悠悠有神的，还是起伏突然、来去急骤、至止短促的；脉波的推进是断断续续的，还是连绵不断的；脉波是微而渺茫、若隐似现的，还是非常明显、容易捉摸的；脉波对疾病的反映，其象是单纯性的还是复合性的。把这些概括起来，脉的神态变化就是缓、急，断、续，微、甚，兼、独。

脉的神态"缓"，是缓而有神，缓而从容，缓而有力，缓而有根，反映气顺血畅。患病者脉的神态有缓意，病必然向愈，即脉的神态缓主生。脉的神态"急"是脉躁动而乱，即频率、节律都失常态，反映精气神不能相互依存。患病者脉的神态急，则其病情会日趋恶化，有

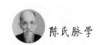

生之机危乎渺茫，主病沉重和死。脉的神态"断"，反映心脏传导功能受阻和呼吸功能濒临衰竭，因而气血不和，阴阳不相承接，升降之机失常。病人脉的神态有断意，则患病严重，治愈较难，主病情逆。脉的神态"续"是脉波连绵不断，反映人的内外表里皆气血流通顺畅，脏腑经络功能正常，主病情顺。"微"和"甚"是两种不同的脉的神态，前者表示患病较轻、治愈较易，后者反映患病较重、治疗棘手、病愈困难。脉的神态"独"，病情单纯；脉的神态"兼"，病情复杂。将八种脉（缓、急，断、续，微、甚，兼、独）的神态抽象化，就得出脉的本质是生、死，逆、顺，易、难，复、单。脉的本质和疾病的本质是一致的，必须联系起来分析和观察，才不失审脉的意义。随着正邪两方的斗争和消长，脉的现象会有变化，脉的神态也会跟着变化。脉诊时抓住脉的神态，审病才能把握病的本质，不被纷繁的疾病现象迷惑住。我们看事情必须要看它的实质，诊脉察病也是这样。

三、脉的性质与规律

脉以它自身的要素组成的脉象反映人体的生理、病理及有限度的心理状态。这是脉的基本性质——反映性，此外，脉还有它的整体性和传导性。

（一）脉的反映性

脉的反映性有它的特异性，左右寸、关、尺配属不同的脏腑，这正如手足十二经脉及穴位对生理、症状、疾病的反映一样，有它的特异性，验之于临床实践又能符合客观情况。《黄帝内经》和历代医家论脉，对寸、关、尺如何配属不同脏腑，都是从医疗实践中逐步积累起来的。

脉的反映性是受一些因素制约的。首先，是疾病的情况对脉的反映性的影响。脉的反映性和被反映的病，两者的关系是矛盾的对立统一，有的疾病从脉上能有所反映，有的疾病却不能从脉上得到反映，或者在反映的程度上有不同，有明显突出的，有隐微难显的，有反映一种疾病的，有反映一种以上疾病的。患有几种以上疾病的病人，每种疾病对病人的危害程度不可能是一样的，它们在脉上的反映也不可能平分秋色。凡是疾病都属"邪"，它与人体的"正"是矛盾的两个方面。有多种病出现在一个人身上，正邪之间就有多种矛盾的存在，其中必定有一种是主要的，起着主导的、决定性的作用，其他则处于次要和服从的地位。起主导作用的疾病在脉上的反映占优势，其余就会被它掩盖住。患慢性病的人如果又患上了严重的伤风感冒，脉象浮缓，或浮数，或浮紧，脉全呈一派感冒象，慢性病的脉象就被掩而不显了。

其次，脉对疾病的反映也受人的正气的制约。正气衰弱或行将衰竭的病人有时也会出现至虚有盛候的情况，即脉现充实状；或者邪气实正气又未亏的病人有时会出现大实有羸状的情况，即脉现假虚形。这两者都是脉对病的假性反映，遇有这种情况必须舍脉从证。虚病脉实，是正气无力反映病情，脉反现伪实状；实病脉虚，是邪气过甚，脉象反映全被邪所控制，正暂时退居劣势地位，隐而不显于脉，所以脉象现假虚性。

脉的反映性是脉在变化中的反映性，呼吸的频率、寒暑的变化、心情的顺逆、正邪的消长、地理环境的更换、饥饱劳逸的不调，都会使脉的反映性发生变化。饮酒饱食，脉洪而滑；气功调息，脉和缓从容；剧烈运动，脉强而数；性欲亢进，双尺弦大，甚至波及左关；肺气喘促，脉浮短促；病邪方退，脉现微象；劳动脱力，脉浮数而虚；心情久久不舒畅，脉时显郁象；久居平原，忽移住高山，必然不适应，脉象多促。这些都表现的是脉反映性的变化。

脉的反映性虽属变化中的反映性，但在病的不同发展阶段，脉的反映性又有相对稳定的一面。温病在卫、气、营、血不同阶段各有其相对稳定的基本脉象就是一个例子。所以，脉的反映性是常与变的相对统一。常中有变，变是绝对的；变中有常，常是相对的。

（二）脉的整体性

人体内不同的生理系统和经络系统相互协作分工，组成生命的整体。体内外环境的矛盾统一也是一个整体。脉是生理和疾病的反映，所以脉也是一个整体。为便于研究脉学和便于在临床中诊断疾病，我们把整体的脉分为寸、关、尺三部并配属不同脏腑，尽管这样，但脉仍不失其整体性。脉的整体性和人的整体性相应，人体有上、中、下三焦，脉有寸、关、尺三部。寸应上焦，心、肺等所居；关配中焦，肝、脾等所处；尺属下焦，肾、命门等所在。脉位主属脏腑这样配起来，验于诊病和治疗都能符合，所以脉位配属脏腑与中医的整体观点没有矛盾。脉的反映性是从属于它的整体性的。一个无病的人，他的平脉反映的是其脏腑经络生理功能是协调的；一个有病的人，他的病脉反映的是其生命整体在某一个组织或一些组织中发生了亢进或衰退的病变；即使病重垂危的人在某脉位没有搏动了，也是脉的整体性的一个侧面的反映，反映了某脉位配属脏腑功能的衰

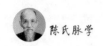

竭。脉反映病，病现于脉，两者是一个整体，脉象的整体性是从属于病的整体性的，今举一个病例来说明这个问题。

一男性病人李某，四肢疲软无力，手不能握物，足不能行走，口不能言语，头昏目眩，尿有余沥，舌质淡红，右脉弦短细，左脉弦硬细。该病人在脉上出现了弦、细、短、硬四个象，左右脉都有弦细象。弦象主高血压，细反映血管是狭窄的且其血液中胆固醇高。血液中的高浓度胆固醇长期沉积则导致动脉粥样硬化，甚至脑瘀血。左脉弦细兼硬反映血管硬化，右脉弦细兼短反映瘀血未尽。血压上冲以致脑瘀血，上实下虚，所以足不能行；血瘀经络和痰阻舌络，则见昏眩，不能言语，手不能握物。将这些症状联系起来分析，则病人患的是高血压下的脑瘀血症，证之以脉又切合病情。该病人弦细短硬的脉象整体反映了诸症状的整体，即"脑瘀血"状态。

脉的反映性从属于脉的整体性，两者又是以脉的传导性来表现的；没有了传导性，脉的反映性就落空，它的整体性就显示不出来了。反映是传导的作用，传导依赖于整体，这三者是脉的性质的综合。

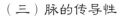

（三）脉的传导性

脉（指寸口脉）的传导性从哪儿开始呢？祖国医学运用朴素的唯物主义辩证法阴阳五行论来解释，如下。

左尺（肾）＿生＿ 左关（肝）＿生＿ 左寸（心）
　　水　　　　　　　木　　　　　　火

右尺（命门）＿生＿ 右关（脾）＿生＿ 右寸（肺）
　　火　　　　　　　土　　　　　　金

心主血，脉搏的传导起点应为心脏，在寸口脉则启动于寸部；肾主根，又主生，脉的传导性又是动于尺而从肾开始的。寸部居脉的阳位，尺部居脉的阴位。"阳生于尺，动于寸；阴生于寸，动于尺"，在这里正反映了脉的传导性离不开气血的循环。寸口脉的运行是周身血液循环的一个部分，两者是整体和局部的关系，从局部可窥见整体。寸口脉属肺经，肺朝百脉，统率十二经，所以切寸口脉能从其中得到周身气血的概貌。祖国医学的这种观点有它正确的地方，迄今仍为诊寸口脉的基础。

血液循环与心肺功能有密切的关系，这已被现代医学理论所证实。心主体循环，肺主肺循环，无肺循环则

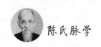

体循环无所施其用，无体循环则肺循环就不能继续进行。心主血，肺主气，气为血帅，血为气使。中西医学理论对血液循环的说法虽有不同，但都能相互贯通。

中医"肾"的概念并不局限于具体的肾脏器官，它包含肾阴与肾阳（命门），还具有内分泌系统和神经系统的生理功能概念。内分泌系统和神经系统对心脏、血管的舒缩搏动有调节作用，脉的传导性无疑也受内分泌系统和神经系统作用的影响。此外，心主血，心肌有自身搏动的特点；脾统血，使血液以一定规律和路线在脉管内循行周身；肝藏血，调节血循环的容量。所以，肾、心、肺、脾、肝对血液的循环都有作用，正是因为这个道理，血液在循行周身时借脉的传导性反映脏腑的生理和病理情况。

不论做什么事，如不懂它的情形、性质、它与其他事物的联系，不知道它的规律，就不知道如何去做，就算去做也往往不能做好。整体性、反映性和传导性是脉的三个基本性质。事物的性质和规律都是客观存在的。那么，脉的规律性是什么呢？

（四）脉的规律性

脉的规律性有三，即反射规律、关联规律和变异规律。

1. 反射规律

某脏腑的生理功能和病变在它所居部位对侧的配属脉位上反射出来，就是脉的反射规律。肝居上腹部右侧，脾胃居上腹部左侧，在脉位的反映却是左关候肝胆、右关候脾胃。左肺区胸膜炎后遗症胸膜粘连每反映在右寸脉位，其脉象厚而微沉；大脑右侧出血往往反映在左寸脉位。这些例子在临床中常常遇到。

脑与肾的功能相互影响，这在现代医学的神经系统和内分泌系统的作用里已有证实。肾的阴虚、阳虚都能影响神经系统和内分泌系统的作用。肾火偏亢每致头痛，肾精遗泄过度易使脑神经衰弱，肾亏则会致肺喘等，这是从肾对脑和肺的影响来谈的。再以脑对肾的影响来说，用脑过度易致阳痿，脑垂体前叶功能的缺陷和衰退会影响性的成熟和促使人衰老。从寸部脉反映出来的病往往是尺脉肾的病理反射；反过来，从尺部脉反映出来的疾病症状又往往是寸部脉所属脏腑的病理反射。肺为水之上源，肺用不足，肺气虚损、上逆都会影响水道的通调。所以某些疾病在寸上的反映是尺的反射，在尺上的反映是寸的反射，这也是脉反射规律的一个方面。

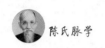

2. 关联规律

人体是一个生命的整体，其脏腑经络各有专司、分工协作，共同表现生命的整体活动。各个脏腑之间既有相互依存和相互关联的一面，在发生病理变化时又有相互矛盾的一面。脉也是相互关联的，脉的关联有规律可循，如相应脉位的关联和寸、关、尺之间的关联，前者是脉的横向的联系，后者是脉的纵向的联系，这就是脉的关联规律。掌握左右脉纵横的关联规律对审察和治疗疾病有重要作用。

一泄泻病人，左右尺沉迟，右关滑，右寸浮滑，左脉寸、关正常，据脉分析再参验症状，其泄泻是因为肾阳不足，影响脾阳健运和胃阳腐熟水谷导致的。若服以四神丸，则疗效如桴鼓，因为四神丸可补脾肾之阳；如果单纯着眼于肠功能，投之以消炎止涩之剂，那就失去辨证施治的意义了。这是从脉的纵向的关联分析泄泻的原因。

一风心病病人，气短，胸闷，嘴唇发紫，眼泡浮肿，舌质淡，脉左寸虚数，右寸浮短促。风心病者，心脏瓣膜受损，影响了心脏的射血功能，心急以增加搏动次数来完成输出满足周身血液循环需要的血量，增加了心肌的工作负担，损耗了心气，因此左寸脉虚数；因心脏瓣膜有缺陷或狭窄或闭锁不全，心每搏动射血即有倒流现象，致回心血量受影响，于是肺动脉压力增高，气短和胸闷症状的出现就是这方面原因的反映；右寸浮短促，浮短反映气短，促反映气短中尚带喘意。这是从脉的横向的关联分析风心病的病理。在治疗上如果不从加强心肌收缩功能和改善瓣膜着手，单纯地以降低肺动脉压力为重点，那就不符合"治标求本"了。

3. 变异规律

脉的变异有规律可循。脉的变异规律与正邪进退、气候交替、地理环境的变更等密切相关。春脉有弦意，夏脉有洪意，秋脉有浮意，冬脉有沉意，这是脉的变异规律随气候交替的表现。久病脉微，气血衰微，补治得法，脉由微转显，即气血周转的征兆，如经误治则脉显数躁，病情转重，这是脉的变异规律依邪正消长进退的表现。习惯于寒带生活的人移居于热带，无病脉也会显数象，这不是疾病的反映，而是脉的变异规律随地理环境变更的表现。

脉的反射规律脱离不了它的关联规律和变异规律，因为三部脉是从相互的关联中对生理做出反射的，反射规律又是处在变异中的反射，关联规律以反射规律来表现它的存在，以变异规律反映它的发展和变化，变异规律是反射

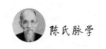

规律和关联规律在某种情况下的变化表现。

脉的性质和它的规律是密切联系的。从反射规律可见脉的反映性，因为反射也是反映的一种方式。从脉的整体性可以掌握它的关联规律，因为脏腑经络间在生命整体中既相互依存、相互联系，又在病理变化中有发生矛盾的可能，在这方面脉是有所反映的。从脉的传导性可以掌握它的变异规律，因为变异规律是借脉的传导性来反映的。

四、脉型与脉象名

医者治病，为了更好地给予针对性的治疗，常把疾病分为几种类型。同样，医者辨证察脉，以辨别脉证是否相符合，从而在治疗原则上决定是舍证从脉还是舍脉从证，亦或脉证合参，也可以把脉分为不同的类型。区分脉型的依据是：脉反映病的程度，脉对病的预后，脉素组成的脉象的自身特点。脉型可区分为浮跃型、沉郁型、冲和型、否塞型、相应型、不称型、离涣型和可逆型。

（一）脉型

1. 浮跃型

这种脉型的特点：反映疾病敏感；反映疾病的发展比较快；反映的疾病是亢进的；反映正气正力拒病邪于

外。性格活跃容易冲动的人的脉型大都是这种脉型。

2. 沉郁型

这种脉型的特点：反映疾病较不敏感；反映疾病的发展比较慢；反映邪正处于相持阶段；反映疾病正自外向内发展转变。性格抑郁或者闷闷不乐的人会有这种脉型。

3. 冲和型

这种脉型的特点：根底坚实；脉行和缓；胃气充实，举按有神；脉波迢迢而长，搏动清楚而连续。此脉型多是身体健壮康强的反映。

4. 否塞型

这种脉型的特点：脉郁而不起，隐而不显，伏而不出；脉左右乖隔，上下悖阻；脉弦硬指，木强而不韧；尺不下达关，寸不上及关。以上四者，但见一种即可列入这种脉型范围。有这种脉型的病人，可能是病的本质尚未彻底暴露，也可能是气血不能相交，或者是病重垂危，精气神离乱。

5. 相应型

这种脉型的特点：脉与病合，脉与证合，脉与时合，脉与体合。癌症脉涩，是脉与病合；风寒感冒，脉浮缓或浮紧，是脉与证合；冬脉沉兼缓，是脉与时合；运动

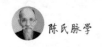

员脉缓有力，体胖者脉细，是脉与体合。

6. 不称型

这种脉型的特点：脉左右不相称（如两关不相称），上下不相称；脉与体不相称；脉与病不相称；脉与时不相称。大小、浮沉、迟数、长短，左右脉大相径庭。精神病病人有时会有这种脉，反映的是神经对气血的控制失去了常态。寸与尺不相称，有时属正常脉，有时为病脉，如：寸浮尺沉是正常脉；寸数尺迟，是肾阳衰弱、虚火上冲导致的，为病脉。两关不相称多数为病脉，如：左关弦而右关软，为肝旺脾弱、胃纳不佳；右关沉细，左关浮弦，为肝气横逆、泄泻下注。体瘦者脉细，是脉与体不相称；如果体瘦有病而脉细，多为气血衰弱，那就是病脉相称了。虚病脉反实为脉病不称，治当舍脉从证。冬令见数脉，可因体质本来即火旺或者是患了冬温病，这是脉与时不相称。

7. 离涣型

这种脉型的特点：脉散大不聚，举之飘飘，按而无根；或脉显怪相，或似雀啄食，或似屋漏水，或如解绳索，或似鱼翔水，或如虾游穿跳，或如釜中水沸，或如指弹石，或如箭离弦驰而不返。这种脉型反映疾病已呈危状，否塞达到极点。

8. 可逆型

这种脉型的特点：脉的行动神态虽有偏差，但动而有根，胃气犹存神尚在，对治以药饵，医患两结合，病愈可望。

脉型虽并不是指具体的脉象，但它又是从具体的脉象出发的。医者结合脉证，由表及里、去粗取精、去伪存真，深刻地认识脉的本质，从而掌握疾病机制，对审察诊断和治疗疾病具有很大的帮助。

（二）脉象名

脉象名是脉象的名称，它是由脉素组合成的，是疾病的反映。我国医籍中留传下来不少关于脉象学研究的内容，是宝贵的财富。《黄帝内经》《难经》谈及脉象，古奥难懂，失之于脉纲不明。张仲景在《伤寒论》和《金匮要略》中结合病证比前人较具体地阐述了一些脉象，也较清楚地谈到一些异病同脉和同病异脉的问题，但失之于系统。王叔和的脉学在前人研究的基础上向前推进了一大步，开始了对脉学做系统的研究，他的脉学研究专著迄今仍有价值。元代滑伯仁的著作《诊家枢要》对各个脉象条分缕析，扼要简述，言简意深，是很值得一读的脉学著作。到了明代，李时珍对脉学的研究有了新的飞跃，他著的《濒湖脉学》对二十八种不同的

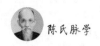

脉象进行了比较系统、具体、形象、详细的阐述，并以浮、沉、迟、数为诸脉象的"纲"。李时珍说："脉理浩繁，总括于四，既得提纲，引申触类。"脉象很复杂，归纳起来可以分为四类，即浮、沉、迟、数。有了这四个提纲，便可运用这种道理推测其他各种脉象。明代李中梓的《诊家正眼》，清代黄宫绣的《脉理求真》都是研究脉学的专著，各有其特点。

滑伯仁的脉纲和李时珍的脉纲有共同的地方，即都有浮、沉、迟、数，但滑伯仁的脉纲中又增进了虚和实，较李时珍的脉纲细致，后来研究脉学大都以滑伯仁的脉纲为准。

无论哪种脉象都显现在一定脉位上，浮沉属脉位的代表，表示脉象的空间性，迟数是脉行速度的快慢，实际上就是脉象的时间性，而时间和空间是物质存在的基本形式。脱离脉的时间性和空间性，脉就失去了存在的基本形式。虚和实是指脉搏无力和有力，用来反映疾病的虚实。没有脉的虚实就无从验证病的虚实。滑伯仁的脉纲能为后来研究脉学者所推崇，道理就在这里。至于脉波的长短和脉波振幅的大小，都不能列为脉纲，因把长短、大小与浮沉、迟数、虚实都列为脉纲，就使得脉纲繁琐化，失驭繁以简之意；同时能被长短、大小所统括的脉象极少，所以长短、大小不能视为脉纲。陈修园的脉纲就有这个缺点。

　　诸脉象名可以《濒湖脉学》为基础，但须补充厚脉、薄脉、驶脉、斜脉、垂脉、硬脉、战（颤）脉、郁脉、大脉、疾脉、离经脉，共计三十八种脉象。在这三十八种脉象中，疾脉可并入数脉，离经脉仅见于产妇临盆宫缩的时候，所以经常见到的脉象有三十六种。

　　现将诸脉象分类列简表，后再分脉阐述。

脉别	共同特点	脉象类		
		脉名	形象	主病
浮脉类	轻取即得	浮	举之泛泛有余，按之稍减不空	表证
		洪	脉来如波涛汹涌，来盛去衰	热盛
		濡	浮小而细软	主虚又主湿
		大	应指满溢，倍于寻常	有力为邪实，无力为气虚
		散	浮散无根	元气离散，脏腑之气将绝
		芤	浮大中空，如按葱管	失血，伤阴
		革	浮而搏指，中空外坚	精血虚寒
		厚	浮取充实，按之亦然，立体感很强	体质强
		薄	浮取如纸，按之似无，立体感不强	脏腑之气将绝

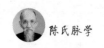

续表

脉别	共同特点	脉象类		
		脉名	形象	主病
沉脉类	重按始得	沉	轻取不应，重按始得	里证，郁证，水证
		伏	重按推筋着骨始得	邪闭，厥病，痛极，阳虚
		弱	柔细而沉	气血不足
		牢	沉按实大弦长	阴寒，内实，疝气，癥瘕
		弦	端直以长，如按琴弦	肝胆病，诸痛，痰饮
		硬	沉大而粗硬	火盛燥化，血管脆，癌症
		郁	似沉非沉，如人在暗中摸索行走	病邪不化，七情病
		垂	如直线下垂	脏腑下垂
		斜	脉不正，有歪斜形	偏于何方，即何方不正
迟脉类	一息不足四至或四至	迟	一息脉来，不足四至	寒证
		缓	一息四至，脉来怠缓	湿证，脾虚
		涩	往来艰难不畅，如轻刀刮竹	精伤，血少，气滞，血瘀
		结	脉来缓慢，时现一止，止无定数	阴盛和气结

续表

脉别	共同特点	脉象类		
		脉名	形　象	主　病
数脉类	一息五至以上	数	一息脉来，五至以上	热证
		促	脉来急数，时现一止，止无定数	阳盛热实，气血痰饮，食滞
		疾	脉来急疾，一息七至八至	阳极阴竭，元气将脱
		动	脉短如豆，滑数有力	疼痛，惊恐，将大汗，滑精
		驶	经过之快	病有发展和转变
		战（颤）	数而抖振	精神将绝
		离经	数而时停，停止长短无序	孕妇临产宫缩之象
虚脉类	应指无力	虚	举之无力，按之空虚	虚证，多为气血两虚
		细	脉细如丝，应指明显	诸虚劳损，以阴虚为主，又主湿
		微	脉细极软，似有似无	阴阳气血诸虚，多为阳衰危证
实脉类	应指有力	代	动而中止，不能自还，良久复动，止有定数	脏气衰微，痛证，七情惊恐，跌仆损伤
		短	首尾俱短，不及本位	有力主气郁，无力主气损
		实	举按均有力	实证，热极
		滑	往来流利，应指圆滑，如珠走盘	痰食实热，亦主胎孕
		紧	脉来有力，紧张绷急，状如转索	寒痛宿食，心情紧张
		长	首尾端直，超过本位	阳气有余，热证

诸种脉象，各有太过与不及，太过反映病邪的亢盛，不及表示正气的衰弱。显于寸、关、尺，标示主病不同；如兼别脉，指诸证的不同。今将各种脉象，从形象、主病、三部主病、兼脉主证等方面详述如下。

1. 浮脉

（1）形象。《难经·十八难》说："浮者，脉在肉上行也。"《脉经·脉形状指下秘诀》说："浮脉，举之有余，按之不足。"浮脉的形成，可与血管弹性阻力减少有关，"按之不足"反映浮脉在施加外压时即切脉时重按，脉搏反而不明显。

《素问·玉机真脏论》说："其气来毛而中央坚，两旁虚，此为太过，病在外；其气来毛而微，此谓不及，病在中……太过则令人逆气而背痛愠愠然；其不及则令人喘，呼吸少气而咳，上气见血，下闻病音。"太过为实病在外，不及是病虚在中，这是鉴别浮脉虚实的要点。

（2）主病。风热，头痛，项强，恶寒，恶风自汗，鼻塞，咳嗽，渴，喘，呕，痞，风水，皮水，气上冲，血虚。

可知浮脉病邪为风，主上升、冲逆、扩张和神经兴奋性冲动。

（3）三部主病。寸浮：右，伤风，肺气上逆，咳嗽，气喘；左，心阳上升，不眠，烦躁。心阳上升是指大脑皮质处于兴奋状态，兴奋性的神经冲动经常占据优势地位。关浮：右，脾气胀或呕吐；左，肝气作胀而痛。尺浮：肾气不足，腰酸，头晕，小便不利，女子月事不利。

（4）兼脉主证。浮缓为风；浮数为风热；浮紧为风寒；浮涩为风湿；浮大洪为暑，为燥；浮滑为痰火或宿食；浮迟细小为虚寒或病邪方退；浮弦牢为实；浮濡微属虚；浮长为有余；浮短为不足。

2. 洪脉

（1）形象。《脉经·脉形状指下秘诀》说："洪脉，极大在指下。"洪脉为阳中之阳，故其来盛而去衰。《素问·脉要精微论》说："夏日在肤，泛泛乎万物有余。"这是描写洪脉为阳盛在外，脉和季节时令相应的现象。《素问》有脉盛而无洪脉，如《平人气象论》曰："寸口脉浮而盛者，曰病在外。"这就是脉洪大的意思。"洪"如洪水波涛汹涌的状态，洪脉的脉波波幅特别高，脉波陡直上升，很快下降，这也就是洪脉的来盛去衰。

《素问·玉机真脏论》说："其气来盛去亦盛，此谓太过，病在外；其气来不盛去反盛，此谓不及，病在中……太过则令人身热而肤痛，为浸淫；其不及则令人烦心，上见咳唾，下为气泄。"太过是心气有余，火发于

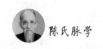

外，所以身热肤痛；不及为心气虚，虚火上炎，肺炎肃降而咳嗽，手少阴心脉络于小肠，所以下为气泄。

（2）主病。壮热，烦躁，口渴，吐血，胀满，身热汗泄。

可知洪脉病邪为火，主气上逆和气胀、神经高度兴奋。

（3）三部主病。寸洪：左，心烦舌碎（口舌干燥，使舌头看起来好像要断裂一样）；右，胸满气逆。关洪：左，肝火亢盛；右，胃热胀闷。尺洪：左，水枯溺涩；右，欲火燔灼，足心热，性神经亢进，常白日举阳、遗精。

（4）兼脉主证。洪大为热盛，浮洪为表热或虚热，洪沉为里热或热被寒束，洪紧为胸胀或便难下血。

3. 濡脉

（1）形象。《濒湖脉学》说："濡脉，极软而浮细，如帛在水中，轻手相得，按之无有，如水上浮沤。"这是说濡脉浮软。其实濡脉为重按少力，气势较逊，未必"按之无有"。如按之无有，就成芤脉了。濡有濡润和濡滞的意思。

濡脉大都属虚，只有不及，没有太过，气虚血衰，则脉象现濡。濡脉为虚弱脉，多因每搏输出量减少、血管弹性阻力下降、血压低所致，其脉波近似浮脉。

（2）主病。气虚乏力，心烦惊悸，四肢沉重，骨蒸，亡血，汗泄，遗精，飧泄。

可知濡脉多为虚性神经兴奋所致。

（3）三部主病。寸濡：左，惊悸健忘；右，气虚自汗。关濡：左，血不荣筋；右，脾虚湿浸。尺濡：左，精血不足；右，肾阳衰微，遗精，阳痿，早泄。

（4）兼脉主证。濡而弦为眩晕指麻；濡而细为湿浸脾虚；濡而涩为亡血；濡而浮为阳虚；濡而沉小为肾虚遗精。

4. 大脉

（1）形象。大脉是说脉的形体大，脉波的振幅宽，指按在脉上，则脉应指满溢。此脉不似长脉的脉波但长不大，亦不似洪脉的脉波既长又大。《素问·脉要精微论》说："大则病进。"这是说脉盛大有力为邪实。《伤寒论·辨太阳病脉证并治》说："大为虚。"这是大而无力的脉象。有力无力，虚实不同，辨析宜明。

脉大而有力，常为阳有余而阴不足，《素问·脉要精微论》说："脉粗大者，阴不足，阳有余，为热中。"《伤寒论·辨阳明病脉证并治》说："伤寒三日，阳明脉大。"以上都是太过。《素问·玉机真脏论》说："真肺脉至，大而虚。"又说："泄而脉大……皆难治。"以上都是不及。

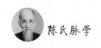

（2）主病。邪热，冒暑，湿热，积气，喘咳，肠痢，癫疾，上气面浮，虚劳内损。

（3）三部主病。寸大：左，心烦，癫痫病抽搐；右，上气面浮，喘咳。关大：左，风眩，疝气；右，积气，胃实，腹胀。尺大：左，肾虚腰痛；右，小便赤，大便难。

（4）兼脉主证。大而浮为虚或表热；大而沉为里热或肾病；大而弦为寒热或为脏腑扩张；大而濡为虚热；大而缓为湿热；大而洪为实热；大而实为积气。

5. 散脉

（1）形象。散脉，大而散，有表无里，涣散不收；无统纪，无拘束；至数不齐，或来多去少，或去多来少。涣散不收乃杨花散漫的状态，反映真气离散不聚，漂浮无根，主阳虚浮升而不敛，气血耗散，脏腑功能衰竭。《脉经·脉形状指下秘诀》说："散脉，大而散。散者，气实血虚，有表无里。"这对散脉的解释有矛盾的地方。"大而散"和"有表无里"，说明脉已失去向心力，脉体也无立体感，这是元气离散、脏腑功能将绝的征兆，气血都虚是很明显的，有何气实可言？产妇见散脉是即将分娩，孕中见散脉有堕胎可能。散脉的脉律是不整齐的。散脉没有向心力，所以它的脉晕是不成圆形的。

散脉有不及无太过,散脉独见则危。散脉按而无根为气血枯耗,命将垂绝。

(2)主病。气血耗散,脏气将绝;胎儿未足月之孕妇则胎欲堕,已足月者将临盆。

可知散脉为正气垂危、脏腑功能衰竭所致。

(3)三部主病。寸散:左,心虚怔忡;右,汗流不止,元气将脱。关散:左,胀满水溢,如肝硬化腹水;右,下肢水肿。尺散:左,水竭;右,阳消。

(4)兼脉主证。心脉软散为心悸怔忡;肺脉软散为汗出;肝脉软散为溢饮腹水;脾脉软散为腿肿;肾脉软散和诸病脉代散者皆死。

6. 芤脉

(1)形象。《黄帝内经》中无芤脉。《金匮要略·血痹虚劳病脉证并治》说:"……脉极虚芤迟,为清谷亡血失精,脉得诸芤动微紧,男子失精,女子梦交……"又说:"脉弦而大,弦则为减,大则为芤,减则为寒,芤则为虚……"《景岳全书·脉神章》说:"为孤阳脱阴之候,为失血脱血,为气无所归,为阳无所附……芤虽阳脉,而阳实无根,总属大虚之候。"脉以血为形,芤脉中空,是脱血的现象,失血过多和产后多见这种脉。《脉经·脉形状指下秘诀》说:"芤脉,浮大而软,按之中央空而两

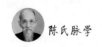

边实。"芤为草名，它的叶子像葱，中心空虚。因失血的脉空虚，所以举之浮大而软，按之中央空而两边实，正像按在葱管上。病因失血过多，回心血量随之减少，心排血量也相应减少，脉压也降低，所以脉象浮大而软，按上去空空如也。

大失血后见芤脉，病人已虚，当属不及。若芤中有一线细劲，或寸、关、尺中有一部独大鼓指，或来去大小不匀，是虚中夹实，在治疗上宜先察虚实的深浅再决定如何处理。芤脉虚里夹实，这是因为血溢于脉道外，外有瘀血。

（2）主病。失血，吐血，衄血，下血，血崩，瘀血。可知芤脉为出血过多使得气随血脱所致。

（3）三部主病。寸芤：左，火旺失血；右，肺出血伤阴。关芤：左，肝血不藏；右，脾血不摄。尺芤：左，精漏；右，便血。

（4）兼脉主证。芤浮为气阴两伤；芤数为阴虚；芤虚软为亡血失精；芤结为瘀血内结；芤迟为失血正虚；芤促为大失血后阳气大虚。

7. 革脉

（1）形象。《濒湖脉学》说："革脉形如按鼓皮，芤弦相合脉寒虚。"其中，"形如按鼓皮"是指革脉浮而刚大搏指，薄而无根，内虚外急；"芤弦相合脉寒虚"是说革为满为急，为虚寒相搏，在妇人则为半产漏下，在男子则为亡血失精。

革脉急满搏指，有刚无柔，这是太过，脉无胃气可知，是真脏脉象，为死候；按之浮虚，内芤外急，这是不及。

（2）主病。中虚，表寒，妇人半产漏下，男子亡血失精。

可知革脉为亡血失精所致。

（3）三部主病。寸革：左，心虚痛；右，肺虚气壅。关革：左，疝瘕；右，脾虚脘痛。尺革：左，精泄；右，病危殆或癌症晚期多见这种脉。

（4）兼脉主证。革而浮坚，表邪极盛；革而滑大，或汗或下，犹可施治；革而缓怠无神，是死阴之气，不治。

8. 厚脉和薄脉

（1）形象。厚脉和薄脉这两个脉象在医籍中很少谈及。寸口脉浮举、中取和沉按，都充实有力，指下有具体的立体感，就是厚脉；反过来，浮举少力，中取、沉按，脉皆似有似无，脉体如一张薄纸，就是薄脉，它的立体感是非常不足的。

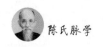

（2）主病。厚脉为康健的表现，薄脉是虚证的反映。厚脉单显于脉部，没有其他兼脉象，表示无病；如兼有别脉象，或主无病，或主有病。

（3）三部主病。薄脉于三部主病如下。寸部：左，心力衰竭；右，肺气虚极。关部：左，肝胆功能将近衰竭；右，脾胃功能薄弱，甚至不能进食。双尺：男子为阳痿，早泄，精薄而寒，骨髓将枯，无生育能力；女子为宫寒，为子宫曾受过伤，或为子宫功能衰退，无性欲要求，丧失生育能力。

（4）兼脉主证。厚缓是脉行从容、气血充沛的反映，这是无病；有病为伤风感冒。厚数为热证，厚迟为寒证。厚实无病是精气神充沛，厚实有病为邪热湿证。厚滑为痰食实热，或主胎固。厚紧为寒病宿食。厚而长为阳气有余，易生热病。厚大主脏腑肥厚，厚细紧主脏腑萎缩。

薄脉的兼脉象有薄大、薄芤、薄革、薄迟、薄缓、薄结、薄涩、薄数、薄疾、薄动、薄战、薄细、薄微、薄代、薄短。这些兼脉象反映的都是虚性、寒性疾病，甚至是气血衰竭和精神离决。

厚脉有类于实脉，薄脉似同于虚脉。厚脉指脉体厚，其所反映疾病的虚实取决于脉之有力和无力。指觉敏感的医者，指下历历分明，丝毫不爽。

9.沉脉

（1）形象。《脉经·脉形状指下秘诀》说:"沉脉,举之不足,按之有余。"沉脉深沉在脉里,按之中部才能应指,再重按之才觉有力。《四言脉诀》说:"沉脉法地,近于筋骨。"《濒湖脉学》说:"沉脉……如石投水,必极其底。""如石投水"是指沉脉在下的形象,"近于筋骨"是说沉脉重按之才觉有力。沉脉应时令为冬,冬令万物潜藏,所以"沉脉法地",意思是指万物潜伏在地下。

沉脉的形成可能与心排血量降低或正常、周围血管收缩、血管阻力增高有关。

沉脉来如弹石,既坚且促,这是肾的真脏脉,为太过。沉脉的这种形象,反映肾的功能郁而不舒;外见懈怠而不欲言。肾脉痛而木强。沉脉来而去快,是肾气不足,所循行经络有病变,如少腹虚满和脊中痛等。

（2）主病。身体痛,手足寒,骨脊腰背痛,水气,留饮,浮肿,臂不能举,下重,带下,瘀血,蓄血,遗精,泄泻,下体臃肿。

可知沉脉多见于寒、重、痛、水气病,属降,主阴凝,病变部位主里。

（3）三部主病。寸沉:左,心阳不足,喜卧;右,肺气不足,咳逆短气,少气,喘,痰饮。关沉:左,肝

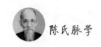

郁气痛；右，脾虚泄泻，食不化。尺沉：少腹痛，腰膝酸痛，头晕，遗漏泄，男子阳事不举，女子血海不足、经带诸病及腹痛。

（4）兼脉主证。沉迟为痼冷；沉数为里热；沉弦为实，主下沉；沉濡为虚，主泄泻；沉滑为痰饮宿食；沉涩为气滞血不足；沉紧为邪甚正虚，主冷食；沉牢为积冷；沉大为里热。

10. 伏脉

（1）形象。伏，是潜伏的意思。《素问》没有伏脉的明确记载，但在《脉要精微论》有"按之至骨，脉气少者，腰脊痛而身有痹也"的语句，这说明阴气太过于深伏在下面，阳气不得外达，其实就是伏脉。《难经·十八难》说："伏者，脉行筋下也。"说明轻取不得，必须重按至骨，才能得脉的真相。《脉经·脉形状指下秘诀》说："伏脉，极重指按之，着骨乃得。"可见伏比沉脉位更深一层，必须重按才能得到它的真象。

凡气闭，热闭，寒闭，或因痛极而闭，或因霍乱而闭，气血被围，脉道不通，这种伏脉为太过，必须宣泄；因久病，正气虚微，脉渐隐伏，这是不及，急当峻补。

（2）主病。痞塞，停痰，积滞，剧痛，水气，霍乱，厥逆，疝病。

可知伏脉多因寒凝热结、气郁闭而不通、气血艰涩所致。气血失和，阴阳乖隔，脏腑生理功能和作用即发生障碍。

（3）三部主病。寸伏：左，血郁；右，气郁。关伏：左，肝血寒凝；右：水谷积滞。尺伏：左，疝瘕；右，肾寒，精虚。

（4）兼脉主证。伏而数为亢极热厥，阳极而气将绝。

伏脉属阴性脉象，但有两种不同情况：一为疾病本为阴性，病脉相应；另一种为疾病阳极似阴，这是热厥，热深厥深，所以脉深伏而不出。伏脉重按至骨，于指下感有一线如丝在搏动，如有数意，就是热厥；如有迟意，即属寒厥。诊脉时仔细推寻，是不难辨别清楚的。

11. 弱脉

（1）形象。《灵枢·寿夭刚柔》说："形充而脉小以弱者，气衰。"弱脉的形象为不足，因为不足，所以指下软细无力。《千金翼方》说："按之乃得，举之无有，濡而细名曰弱。弱，阴也。"弱为阳气衰弱的表现，治疗宜温宜补。血痹、虚劳、久咳、失血、妇人新产及老人久虚，脉当微弱，但必须弱而和滑，才是脉有胃气，如少壮暴病而见弱脉，则非所宜。

《脉经·脉形状指下秘诀》说："弱脉，极软而沉细，

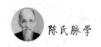

按之欲绝指下。"弱脉由于阳虚而精气不足所致，所以脉的神态是萎弱而不振。弱脉的形成与低血压、血管弹性阻力低和每搏输出量低有密切的关系。

弱脉属虚损不足，因此只有不及，没有太过。

（2）主病。元气虚耗，阳气衰微，遗精盗汗，痼冷虚寒，血虚筋痿。

可知弱脉主要是正虚所致。

（3）三部主病。寸弱：左，惊悸健忘；右，自汗短气。关弱：左，挛急；右，泄泻。尺弱：左，阴液枯涸；右，阳气下陷。

（4）兼脉主证。弱而浮为表寒或气虚；弱而涩为血虚；弱而细数为阴虚；弱而沉数为遗精和女子崩漏；弱而弦细为血虚筋痿；弱而软为自汗出。

12. 牢脉

（1）形象。牢为病气牢固，反映病邪坚积内著，胃气将绝。虚证有这种脉象的很少。湿痉拘急，寒疝暴逆，坚积内伏，病见牢脉，大率是危险症状，治疗攻守两难。张璐在《诊宗三昧·师传三十二则》里说："牢脉者，弦大而长，举之减小，按之实强，如弦缕之状，不似实脉之滑实流利，伏脉之匿伏涩难，革脉之按之中空也。"其对牢脉形象的解释是正确的。

牢脉病多实积，大多为太过；然间有失血伤阴，脉宜沉细，反见牢象，是虚病见实脉，病必危，治当舍脉从证以不及论之。

（2）主病。寒凝热结，五积（寒、热、痰、湿、气积），心腹疼痛，风惊拘急，督脉木强，癌症。

可知牢脉是由阴凝、郁结、拘急所致，此皆是气血失和的反映。

（3）三部主病。寸牢：左，伏梁；右，息贲。关牢：左，积血；右，痞癖。尺牢：泌尿生殖系统结石和肿瘤，疝气。

（4）兼脉主证。牢而坚为寒水停蓄；牢而迟为痼冷；牢而数为热结。

13. 弦脉

（1）形象。《脉经·脉形状指下秘诀》说："弦脉，举之无有，按之如弓弦也。"《脉经》所说"弦脉，举之无有"的看法是错误的。《诊家枢要·脉阴阳类成》里说："弦脉按之不移，举之应手，端直如弓弦。"即弦脉有细而紧张的意思。《脉诀刊误·七》里说："指下左右皆无，从前中后直过，挺然于指下曰弦。"这种说法可与《诊家枢要》相印证，以正《脉经》的错误。

弦脉大多数是每搏输出量与血管阻力都增加，与动

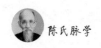

脉硬化而致动脉紧张力高以及血压增高等因素有关，可见弦脉形成的因素比较复杂。

春令见弦脉，没有兼脉的，是正常无病的脉象。《素问·玉机真脏论》说："其气来实而强，此谓太过，病在外。其气来不实而微，此谓不及，病在中……太过则令人善忘，忽忽眩冒而癫疾。其不及，则令人胸痛引背，下则两胁胠满。"脉弦太过，气并奔上，乱而善忘；气上盛会于巅顶，于是眩冒。这种症状相当于现在的肝风眩晕和高血压。胁胠为肝肾经循行部位，两胁胠满因于阴气盛、阳气不足，这种症状相当于现在的冠心病，治疗应当宣痹通阳。

（2）主病。拘急，痉病，胁痛，腹痛，水气，反胃，咳，疟疾，疝瘕，寒热，血虚，盗汗，痃癖。

可知弦脉病理是寒来暑往、水饮、寒结，致紧张、疼痛、冲逆、疏泄过甚。高血压见弦脉是"气上盛会于巅顶"；盗汗见弦脉是由于肝经疏泄作用过甚，阴液不能内守；血虚不能柔养脉道，血管趋于木强则脉现弦象，所以弦脉也主血虚。

（3）三部主病。寸弦：左，心中痛；右，头痛和胸胁痛。关弦：左，疟疾，肝肿痛，痉厥，抽风；右，脾虚，伤冷停饮。尺弦：左，腰足痛拘挛，小腹痛，疝气；

右，腹痛下痢。

（4）兼脉主证。弦数为里热；弦迟为里寒，寒滞肝脉，疝瘕瘀血；弦细为拘急，肝肾阴虚，血不荣筋，阴虚肝郁；弦细数为肝亢阴虚型高血压；弦沉为悬饮内痛；弦滑为痰饮；弦大为虚，如于尺部显则为腰肌劳损，或为因肾虚所致的肾扩张；弦长为积滞；弦大显于右关为胃功能不强所致的胃扩张；沉而兼弦又郁而短的脉为相思脉，其中沉、短、郁反映气机郁而不畅，弦为肝失条达而紧张，所以四种脉象兼具主相思病；双脉弦主胁急痛。

14. 硬脉

（1）形象。硬脉指按脉时，无论是浮举、中取还是沉按都感到脉硬而挺然于指下，无柔和之意。历来医家研究脉象时均不给硬脉列专名，而把硬脉混同于革、牢两脉。但革浮而牢沉，硬脉浮中沉都显硬象；革虚而牢实，硬脉大都反映实证。

（2）主病。动脉硬化、晚期肝癌、严重的硅沉着病和结石病都显硬脉。晚期癌症显硬脉，脉必硬而涩；硅沉着病所现硬脉必在寸部；结石病呈硬象，脉愈按下愈硬。

（3）三部主病。右关脉硬反映肠胃结石，左关脉硬

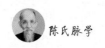

主胆结石；双尺脉硬主泌尿系统和生殖系统结石。

15. 郁脉

郁脉似沉非沉，如人在暗道中行走。病邪不化和七情病多显郁脉，七情病的郁脉是郁而少力，因病邪不化而脉显郁象者，必郁而有力。病邪不化的郁有痰、火、血、气、食、湿的分别。痰郁的脉象是郁而沉，沉而有滑意；火郁的脉象是郁而数或促；血郁的脉象是郁而短，短而涩；气郁的脉象是郁而兼伏象；食郁的脉象是郁而紧；湿郁的脉象是郁而沉细。这是辨别六种郁脉的要点。

16. 垂脉和斜脉

垂脉和斜脉皆指脉直线下垂，脉有斜向就是斜脉。脏腑下垂比较严重的，脉就会显垂象。脉象出现在左右寸、关、尺哪个部位疾病就反映在相应的脏腑，脉象偏向何方则反映相应脏腑偏向何方。

有一妇人唐某，有一次请我为她诊脉，我指下觉其尺脉有斜向，便告诉她："你子宫已经歪，今后必不能再怀孕。"她说："我生了子女六人，放节育环避孕已经多年，前不久取出，医生发觉子宫已经倾斜。"又有一男性老人张某，有一次请我为他诊脉，我发觉他左手脉全部歪斜，便询问其左膀臂是否曾受过伤。他答："数年前左膀因跌伤曾动过手术，左臂动脉循行方向可能在手术中因牵拉受影响。"这两个诊脉的例子证明了斜脉是的确存在的。

17. 迟脉

（1）形象。《素问·阴阳别论》说："迟者为阴。"《素问·三部九候论》说："其脉迟者病。"迟为血脉运行不畅。《诊家枢要·脉阴阳类成》说："迟为阴盛阳虚之候，为寒，为不足。浮而迟，表有寒；沉而迟，里有寒。居寸为气不足，居尺为血不足。"气寒，气就舒展不足；血寒，血就凝涩运行不畅。滑伯仁认为尺脉多属寒性疾病，但也有因邪聚热结、腹满胃实，阻住经隧使脉显迟状的。《脉学辑要》说："今验有癥瘕、疝癖，壅遏隧道而见尺脉者是杂病，亦不可以迟概为寒也。"可知肿瘤、癌症，脉也会显迟象。

《脉经·脉形状指下秘诀》说："迟脉，呼吸三至，去来极迟。"这是说迟脉的至数少于常规。或浮或沉，其都有所兼见。迟兼别脉象，病相应有所不同。

迟脉可由心动过缓（指窦性心动过缓）、迷走神经兴奋性增高、房室传导阻滞、房室交界性心律等引起，这在心电图上可见到反映。

《金匮要略·呕吐哕下利病脉证治》说："下利，脉迟而滑者，实也。"这是太过。《金匮要略·中风历节病脉证并治》说："寸口脉迟而缓，迟则为寒，缓则为虚。"

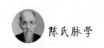

这是不及。太过和不及应该从脉的有力和无力来辨别。

（2）主病。积寒，腹满，喘咳，痰饮，阳虚，飧泄，癥结，邪聚热结。

可知迟脉病邪为寒气、热结、痰饮和肿瘤，乃阴邪偏盛、阳气虚弱或者局部的血运不畅致邪聚热结。

（3）三部主病。寸迟：左，心痛；右，肺痿。关迟：左，肝郁癥结；右，胃寒吞酸。尺迟：左，溲便不禁；右，飧泄火衰。

（4）兼脉主证。迟而浮为表寒；迟而沉为里寒；迟而涩为血寒；迟滑为痰；迟而细为真阳衰；迟而滑大为风痰顽痹；迟而有力为里热壅遏隧道。

迟而涩并不一定反映体内血量不足，主要是因心肺功能不强（指心肺之阳）、力不足，不能鼓血行于脉管，所以脉管内血的充盈度不足，而显虚象。

18. 缓脉

（1）形象。《伤寒论》太阳病篇说："太阳病，发热，汗出，恶风，脉缓者，名曰中风。"这里说的是有病之缓脉。从缓的意义来论，缓而和是无病的脉象，表示脉有胃气。脉缓怠无神，缓纵不收，或兼大小浮沉象，当脉证和参，分别论治，最主要的是辨析疾病的虚实寒热。《诊家枢要》说缓脉："缓，不紧也，往来舒缓。"滑氏描绘缓脉"往来舒缓"较王叔和论缓脉"去来亦迟"较准确。

缓脉脉波的强弱必须从有力和无力来辨析，缓而有力与每搏输出量增加和周围血管阻力增大有关，有的高血压病人脉显缓象就是这个原因。

缓脉滑而有力，气分中有蓄热，可表现为烦满热结痈疡，这是太过；缓而迟细为虚寒，可表现为气怯眩晕，这是不及。

（2）主病。风湿，中风（即伤风），麻痹疼痛，眩晕，虚弱，痈疡，小便难。

可知缓脉病理为风湿、伤风、痈疡致麻痹疼痛和气分虚弱。主病邪的缓脉是缓而有力。

（3）三部主病。寸缓：左，心气不足；右，伤风。关缓：左，肝虚；右，脾湿。尺缓：左，阴虚；右，阳衰。

（4）兼脉主证。缓而浮为伤风在表；缓而滑为热中；缓而涩为血虚；缓而沉为湿痹；缓而沉细无力为阳虚；缓而浮大无力为阴虚。

19. 涩脉

（1）形象。《素问·脉要精微论》说："涩则心痛。"涩为脉往来不利，有运行艰难、艰涩的意思。血从心脏

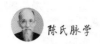
出发在脉管中运行，心病则血不能流畅通达，不通则痛，所以"涩则心痛"。这是内伤病，类似于现在的心绞痛和冠心病。如果因外邪侵袭使脉管中血行不畅显涩象的，多是脉络受阻。《素问·平人气象论》说"脉涩曰痹"，这是指风寒湿痹着的邪气使血运不畅，所以脉显涩象。由风寒湿痹着的邪气所致之病就是痹证，相当于风湿性关节炎或类风湿关节炎。

《脉经·脉形状指下秘诀》说："涩脉，细而迟，往来难且散，或一止复来。"迟，并不单是说脉行慢，同时指脉有迟钝不前的意思，所以又说"往来难且散"。脉往来不爽，有时或似停顿，如"一止复来"，但这不能和有歇止的结、代脉相提并论。"或一止复来"的"或"字有不必然的意思，因此涩脉的"止"，时有时无，在指下必须仔细推寻。"往来难且散"，"散"字改为"慢"字比较妥当。

脉涩可能与迷走神经兴奋、心率减慢、每搏输出量减少、周围血管收缩等因素有关。

《素问·脉要精微论》说："涩者，阳气有余也，……阳气有余，为身热无汗。"这是太过。阳气郁而不能流通旁达，所以脉往来兼显涩象，症见身热无汗。《素问·平人气象论》说："尺脉缓涩，谓之懈㑊安卧。"这是气血

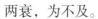

两衰，为不及。

（2）主病。津液虚少，少气，痹痛，寒湿，下利，拘挛，疝瘕，瘀阻，男子伤精，女子失血。

可知涩脉病理为风寒湿邪气痹着、瘀血内阻，致虚损、痹痛、拘挛。

（3）三部主病。寸涩：左，心痛或怔忡；右，少气，咳唾涎沫。关涩：左，肝虚血弱；右，脾弱不实。尺涩：左，腰膝痿痹；右，肾阳衰微，男子伤精，女子失血。

（4）兼脉主证。涩而弦为郁；涩而结为血凝；涩而弱气衰；涩而微血虚；涩而细为津涸或者是血液中胆固醇高；涩而沉为阳衰；涩而软为虚火，这是气衰血弱所致的虚火。

20. 结脉

（1）形象。《难经·十八难》说："结者，脉来去时一止，无常数，名曰结也。"清代钱潢在他的专著《伤寒溯源集·太阳中篇·伤寒失治》中说："结者，邪结也，脉来停止暂歇之名，犹绳之有结也。"凡物之贯于绳上者，遇结必碍，虽流走之甚者，亦必少有逗留，乃得过也。此因气虚血涩，邪气间隔于经脉之间耳。虚衰则气力短浅，间隔则经络阻碍，故不得快于流行而止歇也。"钱氏解释结脉，比拟甚明。

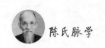

结脉的形成与房性期前收缩、心房纤颤、室性期前收缩和房室传导阻滞有关，这在心电图上有反映。

《脉经·脉形状指下秘诀》说："结脉，往来缓，时一止复来。"《伤寒论·辨脉法》中说："脉来缓，时一止复来者，名曰结。脉来数，时一止复来者，名曰促。脉阳盛则促，阴盛则结，此皆病脉。"阴盛为结，后世论结脉的医家多宗这种说法。但是，兼有瘀热在里而脉见沉积现象的，张仲景用抵当汤来治疗，可知所谓"阴"不仅是阴寒之阴，还有阴分之阴的意思。

凡痰凝、气滞、血瘀、湿阻、寒结、火郁、食积，脉见结象的，都是太过。若脉二三十至内有一至接续不上，只感觉脉衰微，为元气衰弱，这是不及。

（2）主病。气血凝滞，老痰内结，宿食停积，癥瘕停积，疝痛气块，七情气郁。

可知结脉是由有形的凝滞和无形的郁结，使气血不能畅达和不相承接所致。

（3）三部主病。寸结：左，心痛；右，气滞。关结：左，疝瘕；右，痰滞。尺结：左，痿躄；右，阳衰。

（4）兼脉主证。结而浮为寒邪；结而沉为积气在内；结而数为热；结而滑为老痰或水饮；结而虚为劳乏；结而涩为积瘀在内。

21. 数脉（附疾脉）

（1）形象。《素问·阴阳别论》说："数者为阳。"《素问·脉要精微论》说："数则烦心。"数脉属阳，心是脉的枢机，所以说"数则烦心"，这仅指出了数脉的常态，并没有涉及数脉的变态。《四诊抉微》说："数脉属阳，阳宜平而不宜亢，过亢则为害矣。然六部之内，有宜见不宜见之别，宜见治之亦易，不宜见治之甚难。如始病见数，或浮数有力，是热在表，散之则已；沉数有力，是热在里，降之则愈，治之易也。病久脉数，或浮数空软，阳浮于上，治宜温补。沉数细涩，阴竭于下，法必滋阴，疗治为难。"明了治疗上的易和难，又能认识脉的常和变，才能"达脉"。

《脉经·脉形状指下秘诀》说："数脉，去来促急。"《诊家枢要》说："数，太过也，一息六至，过平脉两至也。"又说："快于数而疾，呼吸之间脉七至，热极之脉也。"这都是说数脉为阳，在病为热盛。这是指数脉的常态。诊脉治病，不仅要知道脉的常态，还必须了解它的变态。热邪甚的固然多数脉，虚损病的也显数脉；病愈虚脉愈数，脉愈数病就愈危重。辨别数脉的常和变，应以强弱分寒热，以有力无力别虚实。

数脉在心电图上可显示为窦性心动过速，其形成有

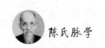

两种情况：一种是由于感染等因素致血压下降，引起窦性心动过速；一种是由于心肌兴奋性增强，或心肌收缩力量减弱致心率代偿性的增快以维持心排血量。

数脉在六至以上为病进，乃阴不胜阳，属太过；如数而浮大无力，按脉空软，是阴亏阳浮，属不及。

疾为阳极，较数更快，反映阴气欲竭，疾之不已，神、气、精都离决，命在旦夕。

（2）主病。阳盛，外邪寒热，烦躁，燥渴，郁热，痰热便血，痈疡。

可知数脉是由阳性邪热或交感神经兴奋所致。

（3）三部主病。寸数：左，火盛心烦；右，喘咳肺痈。关数：左，肝胆火旺；右，脾胃实热。尺数：左，淋闭遗浊；右，下血。

（4）兼脉主证。数而浮为表热外邪；数而沉为里热；数而虚为肺痿；数而细为阴虚劳热；数而洪实为疡；数而滑实为痰火；数而芤为亡血；数而盛大按之涩，虽有热也是假热，实为内有真寒。

22. 促脉

（1）形象。《脉经·脉形状指下秘诀》说："促脉，来去数，时一止复来。"这是说促脉的特点是阳独盛而阴不能和，脏腑之气运行失常，脉来显数，间有歇止。从促的字意来辨析，"促"有短且速的意思。因血滞气凝，或因食滞痰停，脉行偶有阻遏，在往来急数中忽见一止，这在病理上是符合的。

促脉的形成与左心房纤颤，或心动过速并伴有期前收缩有关。

脉来大数，病患火炎肺喘，气逆，血燥，或食伤痰停，都是太过；若为真元衰惫，阳越阴涸而见促脉，就是不及。

（2）主病。气上冲，喘急肩背痛，结胸，伤食，停痰，亢热，下利，遗精，亡阳。

可知促脉病理是亢热、伤食、停痰、血燥，致气上冲、阻遏、虚损。

（3）三部主病。寸促：左，火炎亢热；右，气逆肺喘。关促：左，血燥；右，伤食。尺促：左，遗精；右，亡阳。

（4）兼脉主证。促而有力为热和邪滞经络；促而无力为虚脱，为阴阳不相承接；促脉渐退者为佳，渐进者危，所以促脉主病有恶化的趋势。

23. 动脉

（1）形象。《伤寒论·辨脉法》中说："若数脉见于关上，上下无头尾，如豆大，厥厥动摇者，名曰动也。"

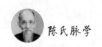

《脉经·脉形状指下秘诀》说："动脉见于关上，无头尾，大如豆，厥厥然动摇。"两说都指出动脉只见于关部，这与诊脉经验是不符合的，关之上下即寸尺都可见到动脉。

《脉说》说："动脉乃滑兼紧之象，多属有余，气郁不伸，有见于一部，有见于三部，指下各有如豆厥厥动摇，而无前后来去起伏之势，然亦有浅深微甚之殊也。"这是太过。又说："若夫脉动指下，散断圆坚，有形无力，此真阳已熄。"又说："至如丸泥，乃肝挟寒水，克制脾阳而不复也，此皆动脉而见真脏者也。是动脉又不得概作有余论也。"这是不及。由此可知，动脉虽属阳脉，但必须分别太过和不及，弄清虚实的不同才能明确辨证。

动脉的形成与交感神经兴奋、心动过速及每搏输出量增多等因素有关。

（2）主病。惊恐，气郁，拘挛，遗泄，虚损。

可知动脉的病理是交感神经兴奋和虚损。

（3）三部主病。寸动：左，惊悸；右，自汗。关动：左，惊悸，拘挛；右，心脾痛。尺动：左，遗泄；右，肾火上炎。

（4）兼脉主证。动滑为湿痰；动数为热；动弱为惊

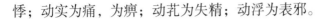

悸；动实为痛，为痹；动芤为失精；动浮为表邪。

24. 驶脉、战脉和离经脉

驶脉、战脉、离经脉这三种脉象，历代医家论述时都没有分列专名，它们在指下各有自己的形状，不仔细推寻是不能辨析清楚的。

驶脉形近数脉，但驶脉之"驶"是指脉经过之快，并不是指脉的频率，这种脉反映了疾病有继续传变的趋势，见于何部即主何部病有发展。战脉是数而振动之脉，虚浮细小而无根，这是疾病濒临危急的反映，气血失调达到极点，神离，气脱，精竭在即。疾病到这个阶段，很快就要进入不可逆性的休克。离经脉类似散脉，但它和散脉又有区别：散脉浮散而无根，离经脉虽浮散但有根；散脉是精气神涣散的反映，但离经脉并不是精气神涣散的反映。离经脉在形象上是数而时停，停的长短没有规律，是临产妇高度紧张的反映；如离经脉兼有按之无力的脉象，反映了产妇的心肺功能和宫缩力不强，那么医护人员在整个产程中不能疏忽大意，须做好各种应变的准备。

25. 虚脉

（1）形象。《灵枢·终始》说："虚者脉大如其故而不坚也。"这就是说凡脉大而无力都可以叫作虚，但应

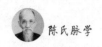

仔细辨别有没有故常的关系。如《医碥》说："虚，不实也，虚甚则中空，名芤……虚实亦有得于生成者，肉坚实者脉多实，虚软者脉多虚也。"于此可知，虚脉同人的禀赋也有相当的关系，不能概以病虚而论。

《脉经·脉形状指下秘诀》说："虚脉，迟大而软，按之不足，隐者豁豁然空。"这就是《黄帝内经》说的"按之不鼓"的意思。张介宾把《黄帝内经》的这个意思进一步引申发挥，他说："凡洪大无神者，即阴虚也；细小无神者，即阳虚也。"这对虚脉的解释更明确了。

虚脉只有不及，没有太过。

（2）主病。气血俱虚，肺痿，自汗，惊悸，脚弱，食不化。

可知虚脉的病理是正气衰弱或虚性神经兴奋。

（3）三部主病。寸虚：左，惊悸怔忡；右，自汗气怯。关虚：左，血不荣筋；右，虚胀，食不化。尺虚：左，腰膝痿痹；右，阳衰或沉寒。

（4）兼脉主证。虚而浮为气虚；虚而涩为血虚；虚而数为阴虚肺痿；虚而迟为阳虚；虚而软为自汗；虚而小为痿躄脚弱。

26. 细脉

（1）形象。《脉经·辨三部九候脉证》说："关上脉襜襜大，而尺寸细者，其人必心腹冷积，癥瘕结聚，欲热饮食。"这是寒邪凝结，脉道壅塞，为太过。《素问·玉机真脏论》说："脉细，皮寒，气少，泄利前后，饮食不入，此为五虚。"以上都是不及。

细脉与每搏输出量减少、周围血管收缩、血管弹性阻力增大、血中胆固醇增高等有关。

（2）主病。少气，血虚，泄利，拘挛，湿痹，骨痛，腹满，胃痛呕吐，冷积，怔忡，疝瘕。

可知细脉病理为湿痹、冷积、寒凝，致痛、满、虚。

（3）三部主病。寸细：左，怔忡不寐；右，气怯呕逆。关细：左，肝阴枯涸；右，脾虚胀满。尺细：左，泄利遗精；右，下元冷惫。

（4）兼脉主证。细数为热，有力实热，无力阴虚；细紧为寒；细沉为湿痹或关节痛；细弱为盗汗；细微为冷利；细弦为肝虚或寒澼；细涩为血虚或反胃。

27. 微脉

（1）形象。《伤寒论·辨脉法》中说："脉瞥瞥如羹上肥者，阳气微也。脉萦萦如蜘蛛丝者，阴气衰也。"滑伯仁说："微，不显也，依稀轻细，若有若无，为气血俱虚之候。"所以久病脉微，正气将绝；新病脉微，受邪不重，尚能治愈。

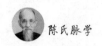

《脉经·脉形状指下秘诀》说："微脉，极细而软，或欲绝，若有若无。"张璐说："微脉者，似有似无，欲绝非绝，而按之稍有模糊之状，不似弱脉之小弱分明，细脉之纤细有力也。"所谓"稍有模糊"，是指微脉至数不甚清楚，来去模糊在有无之间。

《金匮要略·痉湿暍病脉证并治》说："太阳中暍，身热疼重，而脉微弱，此以夏月伤冷水，水行皮中所致，一物瓜蒂散主之。"这是因为阳虚阴伏，脉道被抑，脉现微象，所以用吐法，当以太过论。《伤寒论·辨太阳病脉证并治》说："脉微而恶寒者，此阴阳俱虚。"这是不及。

（2）主病。气虚，失血，自汗，下利，呕吐，肢厥拘急，咽痛。

可知细脉是正气虚弱所致。

（3）三部主病。寸微：左，气血两衰；右，气促痰凝。关微：左，胸满，四肢拘急；右，胃寒，食不化。尺微：左，男子伤精，女子崩漏；右，泄泻，脐下痛，甚则阳衰命绝。

（4）兼脉主证。微而浮为阳不足，身冷恶寒；微而沉为脏腑下利，腹痛；微而涩是亡血；微而弦为拘急；微而软是自汗。

28. 代脉

（1）形象。《灵枢·根结》说："五十动而不一代者，以为常也，以知五脏之期。予之短期者，乍数乍疏也。"切诊候脉应以脉动五十为准，其中没有歇止者，才是常人无病的脉象，若间有动而中止良久复来就是代脉。可知代脉反映气血不能连贯和脏腑功能衰弱。《素问·脉要精微论》说："代则气衰。"代有更代的意思，平脉中忽见软弱，忽乍数乍疏，都叫作代。凡中风、剧痛、心悸等兼有代脉的脉象都是病脉。无病羸瘦脉象代者是危重象征。妊娠初期见代脉，并不是病，这是母体与宫内胎儿气血偶不相连贯衔接的表现。

《脉经·脉形状指下秘诀》说："代脉，来数中止，不能自还，因而复动。脉结者生，代者死。"期前收缩或二度房室传导阻滞所致的二联律、三联律都见有代脉。《灵枢·禁服》说："代则乍痛乍止。"这是因气血凝滞不通而痛，为太过。冠心病会出现代脉。因脏气衰弱见代脉的，是不及。

（2）主病。脏气衰弱，脾脏败坏，中寒不食，吐利腹痛。

可知代脉是脏腑功能衰弱、气血凝滞不通所致。

（3）三部主病。寸代：左，心悸；右，肺气衰弱。

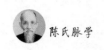

关代：左，胁肋痛甚；右，脾衰腹胀。尺代：左，足寒；右，阳绝。

（4）兼脉主证。代而迟缓为脾气绝；代而洪为病在络脉；代而细沉为泄利；代而数为溲便脓血；代而微细为津液枯干、脏气衰败。

29. 短脉

（1）形象。《素问·脉要精微论》说："短则气病。"气以流畅为顺，郁滞为逆。脉见涩而短，是气失条达，短而无力属虚，短而有力为实，所以说"短则气病"，反映气机不利。

短脉与心脏传导阻滞有关。心脏传导阻滞，从而影响了脉的传导性。脉动如鼋曳尾，不能到达本位，这种脉象即叫作短脉。寸下不及关，尺上不及关，寸尺都显短脉象，这是阴阳绝脉，主死。

《诊宗三昧·师传三十二则》说："胃气扼塞，不能条畅百脉，或因痰气食积阻碍气道，所以脉显短涩结促之状。"这是太过。《伤寒论·辨阳明病脉证并治》说："发汗多，若重发汗，亡其阳，谵语，脉短者死。"这是不及。

（2）主病。短气，血虚，肺虚，宿食不消，汗多亡阳。

可知短脉有邪实和正虚两个方面的原因。

（3）三部主病。寸短：左，心神不足；右，肺虚头痛。关短：左，肝气损伤；右，膈间窒塞。尺短：左，少腹痛；右，真阳衰弱。

（4）兼脉主证。短数为心痛心烦；短滑数为酒伤神；浮而短为血涩或肺伤；沉而短为痞结。

30.实脉

（1）形象。血液在脉管中运行不息，气血充沛，脉就充盈。所以《素问·刺志论》说："脉实血实。"但邪气壅盛，脉来有力，三候都这样，也是实脉。正邪的区别，在指下应仔细甄别，指下清楚和缓，是正气充实的实脉；指下幅幅而不清，就是邪气壅盛的实脉。

《脉经·脉形状指下秘诀》说："实脉，大而长，微强，按之隐指逼逼然。"所谓长大而强，说明脉充实仍有和缓的意思。《素问·玉机真脏论》说："脉实以坚，谓之益甚。"这是太过。《素问·平人气象论》说："泄而脱血，脉实……难治。"泄利失血，是虚证，正气已衰，脉反见实，脉不对证，这是不及，治愈不易。

（2）主病。气塞，瘀滞，肺痈，食滞，腹胀，疝胀，热盛，咽痛，便难。

可知实脉由正气充实或病邪壅盛所致。

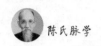

（3）三部主病。寸实：左，舌强气涌；右，咽逆咽痛。关实：左，肝火胁痛；右，中满气痛。尺实：左，便秘腹痛；右，相火亢进。

（4）兼脉主证。实而浮大有力为外感风寒暑湿；实沉有力为内伤饮食七情；洪实有力为火邪偏旺；实沉而弦为寒邪内盛；实而数为肺痈或痈。

31. 滑脉

（1）形象。《素问·玉机真脏论》说："脉弱以滑，是有胃气。"滑为指下轻灵，往来流利；弱是指有和缓的胃气，并不是柔弱不振。徐灵胎在他著的《洄溪脉学》中说："滑脉应指替替然，往来之势，流利圆活，如盘走珠，如荷叶承露。"这是对滑脉的形容，是气血荣卫充实的反映。

《脉经·脉形状指下秘诀》说："滑脉，往来前却，流利辗转替替然，与数脉相似。"滑脉往来流动较速，所以说同数脉相似。《伤寒论·辨脉法》中说："浮滑之脉，疾数，发热汗出者，此为不治。"滑为阳脉，又兼数疾，这是有阳无阴，为太过，所以说"不治"。《素问·大奇论》说："脉至如丸，滑不直手，不直手者，按之不可得也，是大肠之气予不足也，枣叶生而死。"脉如泥丸而滑不直手，真气已衰，这是不及，所以说"枣叶生而死"。

滑脉的每搏输出量稍大或正常，血管弹性阻力正常，血流通畅，脉速较快。

（2）主病。呕逆，咳嗽，水饮，蓄血，中满，宿食，泄利，疝病，伏痰。

可知滑脉病理为邪热、水饮、蓄血、伏痰、宿食，致气上逆、中满。

（3）三部主病。寸滑：左，心热，心烦不寐；右，痰饮呕逆。关滑：左，肝热头晕；右，脾热，宿食不化。尺滑：左，淋涩，尿赤；右，肠鸣不利。妇人尺滑为气壅月事不通，滑而流利为妊娠。

（4）兼脉主证。滑浮为表热或风痰；滑沉为里热或痰饮；滑数为宿食胃热；滑迟为下利。

32. 紧脉

（1）形象。《脉经·脉形状指下秘诀》说："紧脉，数如切绳状。"比喻紧脉在指下，挺然劲直而紧，形势绷急，左右弹入，往来有力，脉与肉截然分明。紧脉与弦脉近似，但紧脉挺劲，按上去弹指，浮举如转索，弦脉端直而长如弦。紧脉在指下是急而坚，血贯脉中，气周行在外，气被塞束，所以脉来劲而搏指。紧脉多由感寒邪引起。

紧脉可能与心脏排血量增大、周围血管收缩、血管

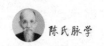
弹性阻力增加有关。

紧脉如转索，强急不和，这是邪实，为太过。若内伤日久，阴液消耗，脉失柔养，脉来紧而不鼓，这是不及，治疗不易。

（2）主病。风寒搏急，袭于营卫；热为寒束，寒热交作；疼痛；呃逆；下利；惊风；宿食。

由上可知紧脉病理主要是寒邪和宿食致疼痛、气冲逆，强急不和。

（3）三部主病。寸紧：左，头热，目痛，项强，心满急痛；右，伤寒喘咳，膈寒。关紧：左，心满腹痛，腰肋疼，筋挛拘急；右，脘腹胀闷。尺紧：左，脐下痛，足疼便难；右，奔豚疝气。

（4）兼脉主证。浮紧在表，为伤寒发热，头痛咳嗽；沉紧在里，为心腹痛，胀满，呕吐，泻痢，风痛，阴疝，疟癖。紧脉兼洪为痈疽，兼数为中毒，兼细为疝瘕，兼实为腹痛，兼涩为寒痹。

33. 长脉

（1）形象。《素问·脉要精微论》说："夫脉者，血之府也，长则气治。"血在脉管中不停地流动，营气周行在脉中，卫气畅通在脉位，脉随气行，血随脉流，营卫调和，气血舒畅，这是无病人的脉象，所以说"长则气治"。《濒湖脉学》说："长脉不大不小，迢迢自若，如循长竿末梢，为平；如引绳，如循长竿，为病。"长竿的末梢，长而和缓，这是有胃气的脉象，所以叫作平脉；如引绳，如循长竿，这是硬而不柔，为有病的脉象。《诊家正眼》说："长而和缓，即合春生之气，而为健旺之证；长而硬满，即为火亢之形，而为疾病之应也。"《脉经·平杂病脉》说："脉浮洪大长者，风眩巅疾。"这是风火上亢，为太过的脉象。如脉弦细而长，则是肝亢心阴不足的脉象，为不及。

（2）主病。亢热，三焦烦热，阳毒内蕴，阴阳热结，癫痫疝气。

可知长脉是实热病邪所致。

（3）三部主病。寸长：左，心旺；右，胸满气逆。关长：左，肝气实；右，脾气实。尺长：左，相火上炎；右，奔豚疝气。

（4）兼脉主证。长浮为外感或阴气不足，长洪为壮热癫狂，长急为腹痛，长而沉细为积，长滑为痰热，长弦为肝病，长濡为伤酒，长而微涩为病将愈。

34. 八种怪脉

（1）雀啄脉。如雀啄食，脉三五至而歇，歇而再至，主脾绝。

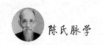

（2）屋漏脉。如屋漏水，良久一至，主胃绝。

（3）弹石脉。脉体硬沉，从骨间劈劈而至，如指弹石，主肾绝。

（4）解索脉。散乱如解绳索，反映精血竭绝。

（5）虾游脉。沉时忽一浮，如虾游水，静中一动，为神绝的反映。

（6）鱼翔脉。浮时忽一沉，譬鱼翔水，似有似无，命绝在顷刻。

（7）釜沸脉。如锅中水，火燃而沸，有出无入，阴阳气血离决。

（8）箭驰脉。如箭离弦，驰不复返，心气将绝。

脉素组合成脉象，浮沉迟数虚实是统括诸脉象的纲，按脉纲诸脉象可分为浮、沉、迟、数、虚、实六大类，所以脉的类别和脉纲是一致的。脉的类别反映了诸脉象的共性，各种不同的脉象就是同一类脉中诸脉象的个性表现。脉的共性和个性是统一的，脉的共性寓于脉的个性之中，是对一些相似的脉象归纳的结果；诸脉的个性是脉类共象的特殊表现，明确一些脉象在脉类中的特殊性，对审察疾病的寒热虚实以及辨析诸疑似脉象都有很重要的作用。运用对待和比类两种方法能清楚地掌握诸脉的特殊性。比较不同的脉象，就是对待，对待既明，则疾病的阴阳、表里、寒热、虚实可知；分析相似脉象的不同地方，就是比类，比类分明，则诸疑似脉象就可以辨析清楚。

先说对待：浮与沉是一升一降；数与迟是一快一慢，疾比数更快；滑与涩是一通一滞；实与虚是一刚一柔；长与短是一盈一缩；大与细是一宽一窄；紧与缓是一张一弛；革与牢是一空一实；动与伏是一进一出；洪与微是一盛一衰；促与结是一阳一阴；厚与薄是脉体之殊；硬与软是脉质的不同；弦与苁比可见脉的盛衰，以察正邪虚实；代与散比可预死之久暂。

再谈比类：洪与虚虽然都属浮象，但有有力和无力的区别；沉与伏虽然都应重按，但有着筋着骨的不同；数以六至为名，疾则六至更过，驶为经过之快；弦为左右双弹如切绳，紧为脉来紧张绷急，好像转索；迟以三至为名，缓为四至，脉行徐徐而不迫；实与牢都兼弦与长，实则浮中沉俱有，牢须见于沉候；洪与实都有力，但洪则重按稍衰，实则按之益强；革与牢都大有弦象，但革以浮见，牢以沉显；濡与弱微都细而软，但濡以浮见，弱以沉显，微则浮沉俱见；细与微都无力，但细则指下分明，微则模糊不清；短与动都无头尾，但短来迟滞，而动来滑数；促与结都有一止，促则数时一止，

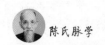

结则缓时一止；代与离经皆动而时停，但代则良久复动，止有定数，离经则停之长短无序。

老人和小孩、妇女的脉象，各有它们的特点。

老年人，精气已衰，脉宜缓弱，若脉过旺，就属病态。老人脉旺而不躁，为禀赋厚、延年益寿的脉象；若脉躁急，有表无里，则为孤阳，离死不远。如脉数大而浮，尺部尤甚，乃是亢阳，阴不济阳的反映。一般在正常情况下，老人脉多大而弦，大反映气血不足，弦反映血管较硬和血压偏高。

小孩为稚阳之体，脏腑娇嫩，形体未充，生机勃勃，代谢旺盛，其正常脉显软滑数细，软反映血管韧性好，滑反映气血冲和，数反映心率较快，细表示脏腑未充。小儿五岁以上以一息六至为平脉，八九至为数，四五至为迟。诊小儿脉，以浮沉迟数强弱缓急为重点，浮数为阳，沉迟属阴，强弱可测虚实，缓急可测邪正。数为热，迟为寒，浮滑为风痰，沉滑是湿痰，紧主寒和痛，缓主湿，大小不齐为滞。其他病证，脉象可与成人同。小儿肾气未充，脉气止于中候，不论脉体素浮素沉，重按多不见；如重按仍见，便与成人的牢脉同论。小儿脉如显殆缓无神，智力发育每每迟缓；如浮举、中取、沉按都细数，反映先天不足。

妇女有经、孕、产、带等方面特有的生理变化和疾病，有关这方面的脉象也有其特殊的反映。

妇人左部关、尺脉忽洪大于右手，口不苦、身不热、腹不胀，是月经将至。寸、关脉调和，而尺脉绝不至的，月经多不利。妇人闭经有虚实之分，尺脉微涩，是血少的虚闭证；尺脉滑是热瘀阻络的血闭证；尺脉紧细而涩是寒瘀阻络的经闭证；涩而有力属瘀血性的闭经。

《素问·腹中论》说："何以知怀子之且生也？岐伯曰：身有病而无邪脉也。"《素问·平人气象论》说："手少阴脉动甚者，妊子也。"《素问·阴阳别论》说："阴搏阳别，谓之有子。"这些经文都指出了辨孕脉的要点。"身有病而无邪脉"就是指身体虽有症状反映，而三部脉浮沉大小正等，没有弦涩芤等现象，便是有孕之证。"手少阴脉动甚"是说月经初停时，诊左寸脉滑动，则是血欲聚以养胎的现象，因心主血而通百脉。"阴搏阳别"是说尺脉属阴，为肾所主，而子宫属肾，其中有胎气鼓动，所以两尺脉象滑数搏指，异于寸部阳脉。

经停似孕，最易辨识。大抵积聚脉多弦紧沉结或沉伏，而孕脉多滑。胎孕有数脉，劳损也见数脉，但劳损的数脉多见虚或涩象，胎孕的数脉多兼滑，这是胎脉和病脉的鉴别要点。

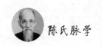

古人论孕脉都以左疾、左大为男，右疾、右大为女，这种说法应予以批判，左男而右女是男尊女卑思想的反映。以我的经验来看，胎脉左疾左大为胎心音偏右的反映，胎脉右疾右大为胎心音偏左的反映，这与脉的反射规律是相符合的。

将产之脉比离经。产后尺微，脉属正常；产后血崩，尺不上关，其血已尽，危在顷刻。左关肝主藏血，右关脾主统血，尺不上关，反映肝之藏血量殆尽，脾已失去统血功能，气随血崩而脱，体内全部组织都因失血缺氧陷于崩溃，所以说危在顷刻。

凡妊娠必阳气动于丹田，脉见沉滑有力，才能温养胎儿。如果脉涩见于沉候，则精血不足，胎易受到影响，可能滑胎或死胎。

五、脉与病的关系

（一）中医辨证的脉象

脉与病的关系是非常密切的。脉反映病，脉诊结合望、闻、问诊可以较全面地掌握疾病的性质、疾病的表里、疾病的类型和发病的原因。中医治病，非常重证，辨证施治的重点就是"证"，证辨明了，施治才会恰当。中医的证是个广义的概念，包括阴阳、表里、寒热、虚实这八个纲。中医的辨证有这样几种，即八纲辨证、气血津液辨证、脏腑辨证、六经辨证、卫气营血辨证、病因辨证。这些辨证方法各有特点，在临床实践中可以相互补充；它们在脉上也有不同的反映，下面分别予以简述。

1.八纲辨证的脉象

表证脉浮，里证脉沉，寒证脉沉迟，热证脉数滑，虚证脉虚而无力，实证脉多有力。表、热、实属阳；里、寒、虚属阴。

2.气血津液辨证的脉象

（1）气病的脉象。气虚则无力，或濡，或薄；气滞则脉涩，或郁，或弦，或细；气逆则脉弦，或促；气下陷则脉虚，或沉，或垂。

（2）血病的脉象。血虚则脉细无力，或涩无力，或数无力，或细数无力；血瘀则脉涩，或涩而实；血热则脉细数，或数，或洪；失血则脉芤，或革。

（3）津液病的脉象。津液不足则脉细数，津液内停则脉沉弦或沉细。

3.脏腑辨证的脉象

（1）脏病的脉象。

1）心病的脉象。心气虚则脉虚。心阳虚则脉细，或

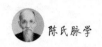

弱，或结，或代；心阳虚脱则脉微欲绝。心血虚则脉细弱，或细涩无力。心阴虚则脉细数；心火亢甚则脉数。心血瘀阻则脉微细，或涩；痰火扰心则脉滑数有力；痰迷心窍则脉沉弦滑。

2）肺病的脉象。肺气虚则脉虚弱；肺阴虚则脉细数；风寒束肺则脉浮紧，或弦紧；风热犯肺则脉浮数；燥热伤肺则脉浮细数；痰饮阻肺则脉滑或弦滑。

3）脾病的脉象。脾不健运则脉缓弱；脾气下陷则脉虚；脾不统血则脉细弱；脾阳虚则脉沉，或沉迟；寒湿困脾则脉迟缓而弱；脾胃湿热则脉濡数。

4）肝病的脉象。肝气郁结则脉郁或结；肝阳上亢则脉弦而有力；肝火上炎则脉数。肝风内动：肝阳化风则脉弦；热极生风则脉弦数；血虚化风则脉弦细。寒滞肝经则脉多弦，或弦而兼紧。

5）肾病的脉象。肾阳虚：肾阳亏损则脉沉迟无力；肾气不固则脉细弱；肾不纳气则脉虚浮；肾虚水泛则脉沉细。肾阴虚则脉多细数。

五脏炎性病变见脉数；脏器肿大则脉大或弦大；脏患癌症则脉多见涩，或硬，或弦涩；脏病结石则脉沉涩，或沉细；脏器萎缩则脉显细小紧象；脏病下垂则脉沉，或垂，或弱。

（2）腑病的脉象。

1）胃病的脉象。胃寒则脉沉迟或沉弦；胃热则脉滑数；食滞胃脘则脉滑或涩或实；胃阴虚则脉虚细数；胃扩张则脉见弦大；胃痛痉挛则脉弦紧；胃萎缩则脉短而细数；胃壁肥厚则脉厚而细；胃下垂则脉沉弱或见垂象。

2）胆病的脉象。胆病则脉多见弦象。

3）小肠病的脉象。小肠虚寒则脉同脾虚证，小肠气痛则脉同寒滞肝经证，小肠热则脉数。

4）大肠病的脉象。大肠湿热则脉多见濡滑数，大肠液亏则脉细数，大肠气秘则脉多涩。

5）膀胱病的现象。膀胱湿热则脉多数，膀胱虚寒则脉多见沉迟，膀胱扭曲则脉沉弦紧，膀胱癃闭则脉见沉细涩。

（3）脏腑兼病脉象。心肺气虚则脉细弱；心脾两虚则脉细弱；心肾不交则脉细数；肺脾两虚则脉细数；肝火犯肺则脉浮弦数；肺肾阴虚则脉细数；肝脾不调则脉弦数；肝胃不和则脉见弦；脾肾阳虚则脉细弱；肝肾阴虚则脉细数。

脏腑病证所见脉象，在它们的配属脉位上反映既明显又突出。

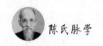

4.六经辨证的脉象

（1）太阳病脉象。太阳经证，脉浮缓为中风，脉浮紧是伤寒。太阳腑证蓄水，脉沉细或沉弦；蓄血，脉多沉涩。太阳病兼证：经络不利，外寒内闭，阳郁于里，则脉浮缓或浮紧。

（2）阳明病脉象。阳明经证，脉洪大；阳明脏湿证，脉沉实数；阳明湿热证，脉滑数；阳明蓄血证，脉沉实涩。

（3）少阳病脉象。少阳病脉多弦，兼太阳经证脉浮弦，兼阳明经证脉沉弦实数。少阳病兼见脾虚寒，则脉多弦迟无力。

（4）太阴病脉象。太阴病脉多迟缓。

（5）少阴病脉象。少阴寒化证：阳虚寒证则脉微，阴盛格阳则脉微欲绝。少阴热化证：阴虚发热则脉细数，阴虚水停则脉弦。

（6）厥阴病脉象。厥阴病邪分寒热：寒厥，脉见细欲绝；热厥，脉常见滑象。蛔厥随证而脉不同，大抵脉多同寒厥。

5.卫气营血辨证的脉象

（1）卫分。卫分证在皮毛肺，脉象多见浮数状。

（2）气分。气分脉虚随证应：温热在肺脉见数；热郁胸膈脉亦数；热入于胃脉洪大；热郁肝胆脉弦数；湿热在肠脉两异，肠燥便秘脉沉实，肠热下利脉多数。

（3）营分。热伤营阴脉细数；营卫合邪脉见数；热入心包脉多数浮。

（4）血分。血热妄行脉必数；血热伤阴脉细数；真阴亡失脉细绝。

温病湿热脉见濡。

6.病因辨证的脉象

（1）六淫病因。

1）风。风为阳邪性主动，善行数变又开泄，脉以浮缓来反映。

2）寒。寒为阴邪伤阳气，常见寒证分内外，收引凝滞又主痛，外感寒证脉浮紧。

3）暑。暑为阳邪性升散，耗气伤筋邪热湿。伤暑脉必见虚数，脉大而虚见中暑，暑湿夹杂脉象濡。

4）湿。湿为阴邪重浊黏，湿伤阴气气机滞，内外实脉象都濡。

5）燥。燥邪性煎伤津液，内燥外燥两分明。外燥又须别寒温，脉见细数属温燥，脉象细紧为寒燥。

6）火。火为热邪性炎上，消灼津液血妄行，虚火脉象见细数，实火脉必数实力。

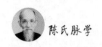

（2）七情病因。喜怒忧思悲恐惊，七情不和能致病。喜缓怒弦忧悲结，恐惊脉动思脉沉。七情病脉或见郁，相思沉弦郁而短。左关弦大出寸口，欲火升腾见花疯。

（3）痰饮瘀血病因。痰饮瘀血脉不同。浮滑风痰数热痰，寒痰脉见沉迟滑，湿痰脉见濡而滑。痰核瘰疬梅核气，各有脉象随证异。悬饮浮滑或脉弦，溢饮浮弦或沉弦，支饮弦脉见浮象。瘀血脉多涩，或滑属热瘀，沉涩为寒瘀。

（4）其他病因。沉代沉迟疫疠脉。外伤虫兽伤，各有异脉象。外伤大流血，脉见虚芤革。虫伤或兽伤，证异脉亦异。中毒伤脉见数。寄生虫病脉难显，蛔病有时脉象见。脉类厥阴病寒厥。

上述脉象是和病证相适应的，但在大实有羸状和至虚有盛候两种情况下，脉和证并不相适应，或脉真而证假，或证真而脉假，这就必须舍证从脉或舍脉从证来治疗了。

脉反映病，或以单象脉反映，或以兼象脉反映，这些都已在论述不同的脉象中阐明了。病和证是复杂多变的，前面在阐述诸脉象中列举了三部脉主病和兼脉主证，只不过是举其常见病脉，在这里就不再一一重复了。但须作补充的是以下几点：异病同脉与异脉同病，从几个不同脉位反映病，在特定的脉位上反映病，脉的标本之分。

（二）异病同脉与异脉同病

异病同脉反映的是不同的病有脉的共性。肺气虚和脾气下陷，脉象都虚，肺气不能沛然，脾主升的功能发生障碍，这都是功能不强的表现，因此两脉象的共同反映是弱。

异脉同病是指同一种疾病脉象的差别性或者是同一种疾病的不同类型在脉象上的不同反映。如高血压的脉象有缓而有力弦、弦数、弦细数、弦硬、促、弦劲搏指、弦而冲出脉的本位、弦薄而冲出脉的本位、弦滑、弦涩等几种。脉缓而有力反映心肌收缩力强，血管阻力高。脉弦反映肝旺，脉弦数反映肝火亢盛，这两种脉象都是肝阳上亢型高血压的脉象。弦细数反映肝阳上亢，肾阴亏损，属肝亢肾阴虚型的高血压脉象。弦劲搏指是恶性高血压的脉象。弦涩是瘀阻型高血压的脉象，有脑梗死的可能。弦滑是痰火型高血压的脉象。促脉反映高血压有继续发展的趋势，血压可能会持续地升高。三部脉皆冲出本位反映高血压将有出现脑瘀血的可能。如果脑瘀血已经出现，从脉上就可能反映出来，即脉薄而弦，且三部脉冲出本位。阴阳俱虚或阳虚及脑痉挛导致的高血

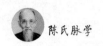

压，在脉象上都有其不同的反映：阳虚则脉细沉而弱或微而弱，阴阳俱虚则脉沉细数而弱，脑痉挛则脉弦而紧。这都是高血压的同病异脉。

从几个不同脉位反映的不同脉象来表示一种病，这种情况在临床实践中很多。如右寸浮短促，两尺浮细缓少力，在症状上表现为咳嗽，遇劳动加剧，脉证合参，可诊断为肺肾两虚的肺气肿。

（三）相应脉位的相同与相应变化

人体是一个有机的整体，各个生理系统与生命整体的关系是局部与整体的关系，局部和整体是相互影响的。局部病变的向愈或恶化都会给整体生命以影响，整体生命的生理功能正常或失调会加速或延缓局部病变的向愈。局部组织间的关系也是相互影响的，某一个局部组织生理功能的正常、亢盛或衰弱会使另一个局部组织的生理功能起不同的变化，一种是与某一个局部组织的生理功能起相同的变化，另一种是起相反的变化，这两种变化在不同的脉位上都会反映出来。肺功能强、肺活量大的人，其右寸脉缓而有力，其配属心的左寸脉位也缓而有力，这就是相应脉位的相同变化。肝胃失和、肝脾不调的疾病，其左关脉呈弦象，反映肝旺；其右关脉显弱象，反映脾胃健运功能薄弱。肝气勃张妨碍了脾胃的健运功能，用中医的术语说就是"肝木克脾土"。这就是相应脉位的相反变化。

（四）九大生理系统疾病的特定脉位反映

有的疾病会在特定的脉位上反映出来，下面以哮喘病为例来说明这个问题。以脏腑辨证来分，有单纯性的肺因哮喘病，有心因哮喘病，有肺肾两虚的哮喘病，有肺脾肾都虚的哮喘病。单纯性的肺因哮喘病在右寸可见到脉象反映，心因哮喘病在左右寸都可见到脉象反映，肺肾两虚的哮喘病在右寸和左右尺都可见到脉象反映，肺脾肾都虚的哮喘病在右寸、右关、右尺和左尺可见到脉象反映。

再以生理系统病证在脉位上的反映来看这个问题。

人体的生理系统分为呼吸系统、循环系统、消化系统、排泄系统、生殖系统、神经系统、内分泌系统、运动系统和感觉系统。

肺主呼吸，肾主纳气。心气的强弱，肝火上亢与否，大肠气机通畅与否，都能影响呼吸系统。左右寸、尺是呼吸系统疾病反映的主要脉位，左右关一般为次要部位。有时次要脉位所反映的症状在治疗疾病时是主要矛盾，应该首先解决，这符合急则治标的原则，如因便秘引起的肺气逆喘，治疗应以通便为急务。

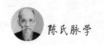

心主血；脾统血；肝藏血；肾藏精，精生血；肺主气，气为血帅。所以循环系统病证在各个脉位上都有一定反映。

胃主受纳、消化，脾司运化，大小肠有分泌、消化、传导的功能，肝有疏泄条达作用，胃的腐熟功能源于肾阳的蒸动。这些对于消化系统病证都有影响，所以左右关、尺是反映消化系统病证的主要脉位。

排泄系统主司水液代谢的调节，肺为水的上源，脾主健运而能影响水液分布，所以排泄系统病证的主要反映脉位在左右尺，右寸、关则为其次脉位。

生殖系统病证主要反映脉位在左右尺。根据脉的反射规律和脑神经对生殖系统的调节控制作用和影响，生殖系统病证也可反映在左右寸。

神经系统和内分泌系统病证在各个脉位都能有所反映，因为人体各个生理组织的功能莫不受神经系统的调节。

脾主肌肉，肝主筋，肾主骨；肌肉筋骨的有机联系，在神经作用下，形成了运动。所以运动系统的病证在全部脉位上都有反映。

肝开窍于目，肾寄窍于耳，舌为心苗，鼻属肺窍，唇口属脾，肺主皮毛，肾华在发，肝经通爪，所以感觉系统的病证分别在它们的主属脏腑的配属脉位上得到反映。

总之，九大生理系统的病证审察和诊断，必须从整体的观点出发，将中医的藏象学说和西医的生理系统观点结合起来，根据脉的性质和规律，来掌握它们在特定脉位上的反映。

审病应掌握病的标和本。有些疾病患发在某一脏腑，但致病的原因却是在另一脏腑；发病的脏腑为标，致病的脏腑为本。反映在脉位上就有脉的标和本。下面以妇女妊娠恶阻来说明这个问题。阴虚体质的妇女妊娠，往往有纳食不久即吐的现象，这种病症主要是由肾阴不足和肝阳上亢引起的。因肾阴不足、肝失滋养，肝火于是亢甚，激惹了胃神经上逆性的过度兴奋，所以就出现了严重的呕吐现象。此病的本因在肝肾，而标发在胃；其在脉位上的脉象反映是两手尺部细数滑，两手关部都弦，两手寸部都显促象。两手尺部的脉象是本，其余脉象都是标。

上面谈的是病证和脉的关系，掌握脉、病、证三者的关系对审察诊断疾病和治疗疾病都有很大的作用。

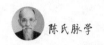

六、怎样诊脉

（一）怎样诊脉

诊脉这门学问和技能是人们在和疾病长期做斗争的过程中积累起来的。诊脉察病的关键是诊平脉，这个问题牵涉医者和病人两个方面，但起主要作用的是医者。医者充分地了解生理、病理、医理、药理，特别是脉理，精炼地掌握诊脉技巧，对诊脉的质量具有决定性作用；病人能否很好地配合医者也在一定程度上影响着诊脉的质量。医者对病人的既往病史一无所知，不能耐心地听病人的主诉，单凭诊脉是不可能全面掌握病情的。脉诊应该与望、闻、问诊及其他检查方法结合起来。诊脉时，病人的坐卧姿势不正确，平放手臂不符合诊脉的要求，不能平心静气，甚至怀疑诊脉的作用，都会影响诊脉的质量。

病人饥饿时脉显微弱，饱食时脉显洪滑，刚行走未定则脉缓数不定，心情紧张则脉似弦，这些情况下出现的脉象都是不准确的。《素问·脉要精微论》认为"诊法常以平旦，阴气未动，阳气未散，饮食未进，经脉未盛，经络调匀，气血未乱，故乃可诊有过之脉"。早晨，病人体内外环境都比较安静，选择这个时间诊脉是最适宜的，但并不是说其他时间不能诊脉。汪机认为"若遇有病，则随时皆可以诊，不必平旦为拘也"。

"持脉有道，虚静为保"，这是对医者说的。"虚静为保"的"虚"是指医者诊脉时必须虚心，不能凭主观想象虚构脉象。脉象是具体的客观存在，医者可以靠指头感觉它的存在，可以依思维去分析它，但不能主观地去虚构它。"静"是指医者专心致志，排除一切杂念纷扰，凝神于脉波的形、动、势和神。诊脉者只有做到"虚"和"静"，才有好的诊脉效果。

诊脉时，病人不论坐卧，手臂宜向左右侧伸开平放，这样血脉流行较顺，不影响脉象。《王氏医存》说："病者侧卧，则在下之臂被压，而脉不能行；若覆其手，则腕扭而脉行不利；若低其手，则血下注而脉滞；若举其手，则气上窜而脉驰；若身覆，则气压而脉困；若身动，则气扰而脉忙。故病轻者宜正坐、直腕、仰掌，病重者宜正卧、直腕、仰掌，乃可诊脉。"

诊脉下指，首先将中指端按在高骨内侧（桡骨茎突）关脉部位，接着把食指放在中指之前，从关前至鱼际的适中距离的寸脉上，然后放无名指于中指之后的尺脉部位上。病人臂长则布指略宽，病人臂短则布指略密，应以适中为度。

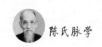

布指妥当以后，诊脉者须以自己的正常呼吸（一呼一吸的时间，为一息）去数病人的脉搏次数，或者对着表数病人的脉搏次数。为什么要数脉搏次数呢？因为病证的寒热虚实最易从脉搏的次数上反映出来：寒证脉搏慢，热证脉搏快，虚证脉搏少力而速度或快或慢，实证的脉搏无论是快或慢都有力。

指法技巧的运用和诊脉的顺序关系到诊脉的质量。若指法运用得不正确，或不善运用指法技巧，诊脉不循序，都不可能取得较高的诊脉质量。

人的食、中、无名三指，长短不齐，诊脉者须使指头齐平时才可按脉，必须用指端棱起如线叫作"指目"的地方对准脉位，按住脉的"脊"处。无论是洪大强劲的脉，还是细小微弱的脉，都有"脊"。脊梁是脉波的高峰，这个地方最能反映脉波的气势。指目处有动脉，该处因为人皮肉厚薄的不同，动脉有显现的亦有不显现的。动脉不显现的可用指目切脉，动脉显现的可用螺纹略前的地方切脉。无论是使用指目切脉还是用螺纹略前的地方切脉，其目的都是为了避免诊脉者指端动脉的跳动和病者的脉搏混淆不清，审察不出脉的真象。在三指中，食指的指觉最灵敏，其次为中指，无名指的指觉较木，这是由于三指指端皮肉厚薄不同。所以诊患有疑难杂症的病人的脉时，最好以食指行移指法分切各脉位。诊脉者的指甲须勤修剪，以免妨碍指目的运用。用指面厚肉处切脉，是不可能审察到脉的真象的。

（二）诊脉的指法

诊脉的指法，综合历代医家经验，有以下几种。

1. 浮举、中取和沉按

根据以指按力的轻重，诊脉的指法可分为浮举、中取和沉按。一般情况下，察上焦的病浮举，诊中焦的病中取，寻下焦的病沉按。

2. 单按和总按

以单指独按或以三指齐按来看，诊脉的指法可分为单按和总按两种。单按是指一指独按脉上，总按是三指齐按脉上。这样对比的切脉方法，颇适用于临床：或单按强，总按弱；或单按弱，总按强；或单按细，总按大；或单按大，总按细；或单按浮，总按沉；或单按沉，总按浮；或单按数，总按迟缓；或单按迟缓，总按数。

单按弱，总按强，脉多弦滑。一指单按，脉受的压力较小，脉气流行自畅，无所搏击；三指总按，所按的部位大，脉受指的压力也大，脉气行而不畅，与指搏击。此脉本强，而总按更强于单按。

单按强，总按弱，脉体本弱。食指较灵，单指按下

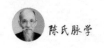

较显；中指、无名指二指较木，总按振指不显著。此脉本弱，而总按更弱于单按。

单按细，总按大，脉多弦细，两旁有晕。总按指下部位大，晕即随脉的搏动的振幅而应指。

单按大，总按细，脉体细弱，气血皆虚。食指单按，脉受压较小，因食指灵敏，所以单按大；三指总按，脉受压较大，脉不畅，血不充盈于脉，搏指的力量也弱。此脉本细，单按大之"大"是与脉本细相比较而言的。

总按大，单按细，细多是指下梗梗如弦，起伏不大，可知其中气虚弱。单按大，总按细，细多是指下驶急，累累似滑，这是气力不足以上走的表现，中气衰竭可知。

单按浮，总按沉，以及单按沉，总按浮，两者都是脉体本弱。前者单按，脉受的压力小，脉力尚能鼓动；后者是脉气本弱，力不能上鼓，三指必须重按，脉才能搏指。总按浮是脉因受压较大，脉全力挣扎以与指搏，这浮是假象，浮必无力。

单按数，总按迟缓，脉必本迟缓。单按时脉受的压力小，气血在脉中运行的阻力也小，总按则与之相反，所以单按数而总按迟缓。迟缓是脉的真象，数是脉的假象。

单按迟缓，总按数，脉本迟缓。单按时脉受的压力小，气血在脉中所受的压力也小，脉尚且显迟缓象；总按时脉受的压力大，气血在脉中所受的压力也大，脉行应迟缓，反而显数状，此数必然是数而无力，脉无力与指搏。

大抵单诊总按，指下显现出强弱、大小、迟数的有余和不足，有余大多属假象。这种假象的脉，在无病的人固属正气衰微，有病的人则是因为正气不能鼓载其邪，使邪气不能全露形于指下。显这种脉象的病证属正虚邪实，重用攻伐固属不可，也不得因邪气轻微专事补益。

总之，单按总按，脉象不同；脉形大小，与晕有关；脉动的强弱标志着气血搏击力量的盛衰；浮沉相反，反映了气血鼓动的程度；迟数不同，表示气血运行的通滞。临床运用单按、总按这种对比的切脉方法，有助于对病人气血情况的全面了解。

3. 竟、推、按、移四种手法

以三指在脉位上的移动来看，诊脉指法有竟、推、按、移四种。竟是上竟下竟，用以诊脉的长短。寻推之法用以诊脉的广狭、厚薄、曲直。按有浮、中、沉之按，用以诊脉的深浅。移为食指循寸、关、尺逐步分切，以诊脉各部之气，从而了解各脏腑的功能。

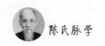

4. 擒纵指法

这种指法又名操纵指法，是指举而复按，按而复举，举按迭用。运用这种指法的目的在于察根气的强弱。

5. 挽指法

若病者手臂因受损伤不能平展侧置，为顺应这种情况，医者将三指按在病人脉上，状如挽车绳的样子，就是挽指法。

6. 俯仰指法

这种指法是医者将三指用不同的指力按在病人寸、关、尺脉位上，仰指下指力轻，俯指下指力重。运用这种指法是为了重点诊察某一个脉位的脉气。

7. 侧指法

病者气口处骨肉不平，必须用侧指法。侧指法是指医者手指按在病人脉上，指与脉呈现出适当的倾斜角度。

8. 辗转指法

这种指法指医者以食指按在病人某一脉位上，左右相倾，上下相竞，举按操纵，轮流运用，以候脉气。这种指法能使诊脉者较全面地掌握一个脉位上的脉气。在重点诊察某个脉位脉气的时候亦多运用这种指法。

9. 直指法

这种指法和移指法相类似，就是以医者食指直压在病人一定的脉位上，再略微向上些，以诊察寸关接触处或关尺接触处的脉气。在寸关或关尺两两相交的些微处，脉波动态显象不同：或波流顺直而下；或波流回旋起涡；或波流持续不断，滔滔而行；或波流遇有阻碍，血流有逆向的趋向。寸关相交或关尺相交的地方，血量有盈有亏，血流的变化有显著的，也有微而若隐的。诊察寸关或关尺相交的地方，可知其脉管壁是否平滑，血流是否通畅，血量是否充盈。

诊脉指法的不同决定于三个方面：一因脉有位数形势等方面的变化，手法不同，所了解的目的也就不同；二是为了适应病人体质和体位的不同；三是寸、关、尺三部脉象不同。三指平布是诊脉的常法。根据病人的体质、姿态及脉象的特异变化等，在临床时相机选用不同指法。方法多变，活用在人，勤于实践，心灵手巧，运用自然纯熟。

（三）诊脉的时间

诊脉的时间有长短，初按、久按的脉象有不同。脉象有下指浮大，久按索然的；有下指微弦，久按微缓的；有下指濡软，久按搏指的。诊外感暴病，应指浮象可微。若诊久病虚羸，应以根气为本。如下指浮大，按之索然，是正气大虚的现象，无论是暴病还是久疾，都是正气衰

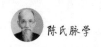

弱不能自主而虚阳暴露在外的表现。下指濡软，久按搏指，为表和里病，不是脏器受伤，就是坚积内伏。下指微弦，久按和缓，为久病向愈的迹象，气血虽损，但脏器未败可知。下指乏力，或无和缓之状，久按却渐和，病有向愈收功的希望。下指似和，久按微涩或弦硬，气血衰竭可知，治愈更难。初按、久按的不同反映了邪正消长的变化，大抵以久按为准。

古人候脉，必满五十动。考其意义，一方面藉以了解五十动中有无促、结、代脉，另一方面说明诊脉不能马虎草率。一般病，仔细诊脉十分钟到一刻钟就可以了；如遇危重疑难病，时间就需长一些。

（四）诊脉的顺序

诊脉的顺序应该是总持→分按→重点按→对应持。总持是三指按在脉上用浮举、中取、沉按指法或擒纵指法对全身的气血阴阳得一概括的认识。凡外感病或者是流行性传染病的脉诊，大都只用总持就可以掌握病脉了。故外感病或是流行性传染病在体内外环境的主要矛盾表现为正气和病毒的抗拒，病人慢性病的脉象被这个主要矛盾掩盖住了。分按是按部推寻，目的在于诊察配属脏腑的功能或病变。切寸部时，中指和无名指虚悬，余可类推；或用移指法按部推寻。如慢性肾炎与肺、脾、肾关系都密切，故诊脉时都必须分按它们的配属脏位。重点按是单以食指专切一个与病证关系至为密切的脉位，以诊察出病因。如心源性哮喘，要诊察出其病因，就必须重点切好左寸这个脉位，用辗转指法。若左寸脉浮数或浮数促，可以诊断为风心病引起的哮喘；左寸脉浮短涩，可以诊断为冠心病引起的哮喘。对应持是以食指分别持按两手相应的脉位，诊其异同，别其强弱，较其虚实。如呃逆证，右关浮举弦而重按弱，左关弦，可以诊断呃逆系由肝强脾弱胃虚所致；又如右尺沉细弱，左尺沉细数无力，验诸症状有腰酸痛，可以诊断为阴阳两虚型的腰酸痛。诊脉的顺序不一定拘守于这四个步骤，可相机随病转移。

（五）诊脉时必须注意的几个问题

1. 诊察脉的胃气、神、根

正常的脉象一定有胃气、神、根。人体营卫气血、脏腑经络等一切生机的有无，取决于胃气的有无。"有胃气则生，无胃气则死"，因此，脉以胃气为本。平人脉象不浮不沉，不疾不徐，从容和缓，节律一致，是为有胃气；凡病脉不论浮、沉、迟、数，但有冲和之象，便是有胃气。病之进退吉凶，当以胃气为主。脉和缓趋变为弦急，是邪之愈近，邪愈近胃气就愈衰，则病愈甚；反之，脉弦急趋变为和缓，为胃气之渐至，则病渐轻。即

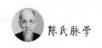

如诊脉顷刻之间，初急后缓，是胃气来；初缓后急，为胃气去也。这是诊察邪正进退的方法。

所谓脉有神就是脉来柔和。根据古人的解释，心主血而藏神，脉是血之府，心气健旺脉象自然有神，心神虚衰脉便受影响。脉有胃气、有神，都是具有冲和之象，有胃气即有神，所以在临床上胃与神的诊法一样。

人身十二经脉，全靠肾阳的鼓动以生发。肾气犹存好比树木之有根，根本不坏，枝叶虽枯，尚有生机；肾气未绝，脉必有根。沉以候肾，尺以候肾，尺脉沉取，应指有力，是有根的脉象。寸关虽无，但尺未绝，病仍可向愈。

2. 要知道影响脉的因素

这些因素既包括外在环境，又包括内在环境。

春天阳气升发，生机勃勃，所以脉象短直而长，状如琴弦，这是弦脉。夏天万物生长繁盛，脉气来盛而去衰，状如洪水之势，这是洪脉。秋天万物收成，阳气乍衰渐渐收敛，脉气来势洪盛已减，但见浮象，这是浮脉。冬天万物潜藏，脉气来势沉而搏指，《黄帝内经》称之为石脉，是形容脉来应指有力如石。地理环境也能影响脉，西北人习惯风寒，内外坚固，脉多沉实。气候和地理环境的变化属于外在环境的因素。

内在环境的因素包括性别、年龄、体格、劳逸、饮

食、七情等。妇人脉象较男子濡弱，这是性别在生理上
的差别。少壮者脉多实大，老人脉多弱，婴儿脉急数，
这是年龄上的差别。身体高大的人，脉的显现部位较长；
身体短小的人，脉的显现部位较短；身体瘦小的人，脉
常微浮；身体肥盛的人，脉常沉。这是体质上的差别。
六脉沉细同等而无病象的叫作"六阴脉"，六脉洪大同等
而无病象的叫作"六阳脉"。脉不见于寸口而见于关后
的叫作"反关脉"，脉从尺部斜向虎口外侧的叫作"斜飞
脉"，这都是个别桡动脉位置异常所致，不以病脉论。脑
力劳动的人脉多弱于体力劳动的人，剧烈劳动之后脉多
洪数，远行之后脉多急疾，这是劳逸上的不同。酒后脉
多数，饭后脉多洪缓有力或滑，久饥脉多弱，这是饮食
上的不同。一时性的精神刺激也会使脉象起变化，这不
是病脉，当情绪恢复平静之后脉象也就恢复正常了。人
暴怒，脉必弦盛，这就是情感暂时对脉的影响。

3. 要知道辨脉主病不可拘泥

脉象一般以浮为在表，沉为在里，数多热，迟多寒，
弦强为实，细微为虚，但其间有真假疑似，必须要注意。
《景岳全书·道集·脉神章》说："脉浮多属表，而凡阴
虚血少、中气亏损者，必浮而无力，是浮不可以概言表。
沉虽属里，而凡外邪初感之深者，寒束皮毛，脉不能达，

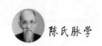

必见沉紧，是沉不可以概言里。数为热，而真热者未必数，凡虚损之证，阴阳俱困，气血张惶，虚甚者数愈甚，是数不可以概言热。迟为寒，凡伤寒初退，余热未清，脉多迟滑，是迟不可以概言寒。弦强类实，而真阴胃气大亏，及阴阳关格等证，脉必豁大而弦健，是弦不可以概言实。微细类虚，而凡痛极气闭、营卫壅滞不通者，脉必伏匿，是伏不可以概言虚。由是推之，则不止是也，凡诸脉中皆有疑似，皆有真辨⋯⋯不易言也！"张景岳这段对病脉主病的分析是非常精辟的。

4. 要知道察脉辨病的宜忌

脉与病是统一的，有是病就有是脉。脉的"宜"是指脉与病相应。脉的"忌"是指脉与病不相适宜。风痰上涌，引起头痛，脉显浮滑，这是病与脉相应，因浮主风，又主头位，滑为痰脉。如果是气血衰弱或气血瘀滞引起的头痛，则脉显涩短，治之不易。吐血后，脉宜沉小，忌实大。吐血后，脉沉小是气血亏、脉力不足和血管充盈度不够的反映，这是脉与病相应；脉反实大，为脉与病不相应，是虚证有盛脉的假象，治应舍脉从证。湿热外感病，汗出后脉仍数，脉不为汗衰，这是外感湿热病的重证，治之不易，因出汗后，脉宜阴，忌阳脉。

这里列举了三个病脉的宜忌。病脉的宜忌在一些疾病里都有，明辨端赖诊脉者的仔细。宜脉的病如经误治，脉就会从"宜"向"忌"转化，病就趋向恶化；忌脉的病，如对治得当，脉就会从"忌"向"宜"转化，病就从难治愈向容易治愈的方面转化了。

持脉贵在虚静，技巧出于实践，活用指法，随证应变。

七、关于脉的研究

脉能对人体内外环境的变化做出反映。体内外环境不相协调和适应，就会出现一些病证，脉能在这方面有所反映，所以脉和病证的关系是非常密切的。不能舍病来研究脉和必须切脉以验证，就是这个道理。但脉相对于病证来讲，又有它自身的独立性。脉有它自身的性质和规律，有它的现象和本质，有它的构成和类型，有它的"纲"和它的诸种"象"，所以脉学在医学领域内是自成一个体系的。我国的医学遗产是非常丰富和宝贵的，其中有很多有价值的有关脉学的著述。历代医学家是从这两个基本观点来研究脉学的，即人体和外在环境相统一的理论和正邪消长进退的理论，这里面有朴素的唯物论、辩证法内容。我国历代医学家都用比类和对待的方法来比较一些脉象的异同，用脉纲来统摄各种脉象，用

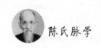

不同指法来诊察病脉，这些在今天仍为我们研究脉学所用。

今天我们要在前人积累的基础上，用辩证唯物主义的观点，结合现代医学技术，把脉学的研究继续推进，从而使脉学更好地服务于医疗实践。从脉的反映性和反射规律、脉的整体性和关联规律、脉的传导性和变化规律，可以了解到脉的现象和本质及脉自身的辩证法。

脉的辩证法是从属于辩证唯物主义三大定律的，即矛盾对立统一规律、否定之否定规律和质量互变规律。脉纲中的浮沉、迟数、虚实就是三对矛盾，这三对矛盾的脉纲可统摄各种不同的脉象。有时候，相矛盾的脉象会出现在同一个人不同的脉位上，如肝旺胃虚的胃痉挛，在左关显弦象，在右关显濡象。弦有紧张感，一般主实，属于沉类脉；濡脉反映气血不足，属虚，也归沉类脉。左右关部相矛盾的脉象同时在病人的脉上反映出来，这不是矛盾对立统一规律在病人脉位上的表现吗？

矛盾对立统一规律也适用于脉象的分析和研究，现举浮脉为例。浮脉举之有余，按之稍减，"有余"和"稍减"同见于浮脉象中，是个矛盾的统一体。浮脉"举之有余"的"有余"继续增加，"按之稍减"的"稍减"继续稍减，那就成了"浮大搏指，外坚中空，状如鼓皮"

的革脉了。如果浮脉的"举之有余"不断在衰减变化，其"按之稍减"却向"按之有余"不断发展，那浮脉就变成沉脉类中的"举之减小，按之实强"的牢脉了。这就是量变引起质变在脉象上的反映。

同病一般现同脉，异脉一般反映不同的病，但异病同脉和同病异脉的情况也常常有，这是脉病关系中的矛盾统一。

现再举一例以说明否定之否定规律在诊脉治疗中的运用。血热妄行的崩漏证，崩漏既久，大量失血，脉就从本来的数象向反面转化质变成涩象了；或者数象未变，但数必是无力之数，而不是原来的有力的数了。有力转化为无力，是变化中的否定。数脉变化为涩脉，"涩"对"数"和"数"对"涩"是两种相异脉象的不同否定。遇有数脉变化为涩脉的崩漏证，如果治疗得当，予以益气摄血和清血热，就会使失去的血得到补充，耗损的气得到补益，血中的邪热得到清解，那么涩脉就会转化为从容和缓的缓脉了。"缓"又是对"涩"的否定。

血液在脉管内正常流动依靠的是心肌的收缩舒张、血管的弹力和血管壁的阻力，脉搏就是这样形成的。但引起事物变化的因素是多方面的，还有其他因素影响脉的搏动，如血流速度、血液的流动对血管弹力的反作用、

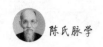

血液黏度、血液温度、肺功能、脾功能、肝肾功能、神经系统和内分泌系统对血液循环的作用、诊脉者的指力，等等，都会影响脉的搏动。所以，如果把脉搏单纯地看作是血管的一舒一缩，那就太片面了，陷入了机械唯物论的局限性，而用这种片面的观点来诊脉，是不可能全面掌握脉的反映性的。

脉不停地搏动，形成各种不同的脉波，脉以浪的形式把脏腑气血的信号反映出来，诊脉者就是凭脉波信号来审察和诊断疾病的。脉象的长短、快慢、浮沉、大小，无不是脉波。脉象的长短就是脉波的长和短，脉象的快慢就是脉波的密和疏，脉象的浮沉就是脉波的高和低，脉象的大小就是脉波的扩张和收缩，脉象的虚实就是脉波的弱和强。长波、密波、高波、扩张波和强波为阳性波，短波、疏波、低波、收缩波和弱波是阴性波。脉波的理论在科学上是成立的，现在已能用测试脉搏的仪器把一些脉波的形态反映出来，这对诊脉和脉象的研究都有帮助。

我们可以从脉的反映、脉的血流、脉的波动和脉的信号这四个方面来研究脉学，这四个方面可以互相补充。本文仅从脉的反映来阐述和探讨脉学。

八、对脉应有正确的看法

脉确实能反映人体的生理、病理和心理，这是应该肯定的，否则，诊脉察病就失去了意义。但脉的反映性有它的局限性，这就是说，脉的反映性有一定的限度，超越了一定的限度，脉对病的反映就不可能表现出来。脉对脏腑组织的反映，侧重于气血功能方面，下面举几个例子来说明这个问题。

高血压在脉上虽然有所反映，但高血压的具体情况，如收缩压多少、舒张压多少、脉压差多少，都不能反映在脉上，即使有时被诊脉者说对了，也只不过是其临床经验的偶得中。又如胃扩张，从脉上虽可得到弦大的脉象，但扩张的具体情况是不可能反映在脉上的。再以肿瘤来谈，肿瘤的脉象有硬、涩、革等，但肿瘤是良性还是恶性，是哪种类型的肿瘤，脉是不可能反映出来的，不经过病理化验是无从得知的。以贫血来说，从脉象可以诊断贫血，但贫血的具体情况包括血常规情况、贫血属哪种类型等在脉上是不可能反映出来的，等等。所以说脉的反映性是有限度的，只能概括地反映出脏腑气血的功能，对器质性变化具体情况的反映是极为有限的。

正是因为脉的反映性有它的局限性，有的人特别是

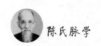

崇尚西医学的人，认为中医不科学、诊脉是骗人的、切脉对察病无能为力，这是对祖国宝贵医学遗产的无视甚至蔑视。还有另一种思想倾向的人，认为脉万能和脉如神，什么情况都可以从脉上知道，轻视、抵制、排斥或不相信西医学检查疾病的方法。当然，西医学检查疾病的方法也确有它的片面性和局限性。在医学上应该中西结合，发挥中西医的各自长处，互相取长补短，创造具有独特风格的中国新医学。

总之，对脉学要有正确的看法，既不可以无视，也不可以把它神秘化。

九、提高诊脉本领关键在实践

有的人把脉学神秘化，其实脉学并不神秘。在临床实践中结合脉学理论认真切脉，仔细体会脉、病、证间的关系，虚心向有诊脉经验的医家请教，脉学这个堡垒是不难攻破的。"心中了了，指下难明"，这是对仅有脉学理论但缺乏经验的空谈脉学的人讲的。由不懂脉到懂脉，对脉的知识从知之甚少到知之甚多，诊脉的技巧从不精到精，关键在认真实践。这里必须强调的是"认真"二字，"持脉有道，虚静为保"就是讲的认真。一个医生每天可为数十人诊脉，若其诊脉既不认真，又不仔细，则诊脉虽多却如同没有诊脉一样，因为他没有做到切脉以验证，察脉以处病，就更谈不上诊脉以决生死了。当然，诊脉绝不是盲目的实践，对脉学知识一无所知的人，茫茫然去切病人的脉，是不可能以验脉证和用脉来诊断疾病的。有了一定的脉学知识，又能勤于认真实践，在实践中增长了切脉技巧并积累了诊脉经验，那么在临床中进行脉诊就会游刃有余了。

诊脉经验丰富的医生，指端的脉感是很敏锐的。从脉搏的波动这个观点来看，切脉的三指可以称为"指端脉波感受器"，这个感受器越使用就越灵敏。一个初临床的医生，由于缺乏灵敏的脉感，对疾病的脉象有时会主观臆断，经过了一段时间的实践，指端上脉波感受器的灵敏度提高了，对脉波的感受就会敏锐起来，这对正确地诊断疾病有很大的帮助。

我有这样的体会：诊脉时，指按在脉上，诊脉手同侧耳朵的听觉须与指下的触觉紧密联系在一起，"虚静为保"，排除一切杂念的纷扰，隐隐乎似有诸种不同的脉波声音传入耳内，有时聚精会神之极，形成"忘我"，唯有自己的呼吸和病人的脉波能够听到，这有利于详审脉情和察脉验病。所以说，用"听脉"更能表达诊脉的含义。

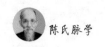

十、寸关尺要更名

脉根据部位的不同而名寸、关、尺，这个名称沿用了两千多年，但它并不是从脏腑的生理功能这个角度来命名的，我认为可以从生理功能这个角度来命名，即把寸、关、尺脉的部位名称更改为"沛""枢""根"。

左寸配心，心藏神，又主脑；右寸主肺，肺朝百脉，主气。心气旺盛，肺鼓气的力量强，血液才能按正确的方向在血管中有规律地按一定的路线循行并分布到周身，才能把氧气和营养物质供给全身各个系统。心肺协作，共同完成周身的血液循环。气充沛而血畅行，表示生命活力旺盛。所以寸脉可以更名为"沛脉"，意为气血充沛。

右关配脾胃，左关属肝胆。脾胃为后天之本，有胃气主生，无胃气主死，生死之转枢决定于有没有胃气。肝具有调节循环血量的作用，女子月经周期和经量与肝的条达疏泄的作用有很大的关系；肝还有调畅脾胃气机和通调水道的作用。肝为厥阴经脏，体阴而用阳，伤寒入厥阴经，邪正交争而寒热往复，此时肝即为病机进退变化之枢。胆属少阳经腑，主半表半里，病邪由此或从里出表，或自表入里，为病出入之转枢。所以衡以生理和病理，关脉可以更名为"枢脉"。

左右尺配两肾，肾为生命的育源地，又是发育生长的根本，人体的真阴真阳存乎其间。病脉，寸关虽无，两尺尚存，病愈尚有希望，因为性命之根还在。所以尺脉可以更名为"根脉"。

沛、枢、根的关系至为密切，根为沛、枢的根源，枢为沛、根的变化转枢，沛为根的大用，这和脉的整体性、脉与脉的相互关系、脉的传导性是完全一致的。用沛、枢、根来代替寸、关、尺，用之于临床，起初可能会感到不方便，但改掉与客观事物不太适合的旧名，更换为与客观事物相称的新名，是对脉学研究革新的一个方面。今提出来供研究中医脉学者参考。

有关脉学研究的专家，在历史上不乏其人，有关脉学研究的文献也有丰富的积累，但大都侧重于脉象的阐述和切脉指技的研究，而对脉的性质和规律等问题的探讨等方面相关的医籍资料较少。现代医学已能用测试脉波的仪器将一些脉象以脉波的形式反映出来，但还有许多问题尚未得到解决。人的认知是不断发展的，在脉学研究的领域里尚有些处女地等待着医学研究者去开垦。本人不辞浅陋，就我对脉学的认知和诊脉经验写成《陈氏脉学》，希望能在中医脉学研究领域起一个抛砖引玉的作用。

陈健侯医案

尤志心按：这是陈健侯为纪念父亲陈庆年逝世写的哀文。文章回顾了他给父亲治病的全过程。此文实际上是一份详尽的医案，在辨证论治中尤其突出了陈健侯如何运用脉诊疗疾的详细思路，对广大的中医而言有非常高的临床指导价值。著名儒医章太炎看到这篇医案后，击节惊叹其医术的高超，随即赠予身上玉佩，并在丝帛上用古体字书写了一副对联，意思是：惊闻江东大师不幸逝世，喜见一代名医医术高超，不料横山有子如此，其后继有人矣！

哀文为文言文，为便于现代读者阅读理解，并深刻领悟其精髓，陈健侯之婿尤志心在此基础上进行了白话文注析，并请主任中医师沈达荣、张雨全面审阅。

哀 启

　　哀启者：先严禀赋素厚，至性①过人，才识颖异，如有天授。自幼以家贫亲苦，发愤读书，期力成先曾王父②之遗志，壮而讲学四方，驰名海内，达官钜公，争为倒屣③。于高朋满座中，先严辄口讲指画，议论风生，目光奕奕照人，发音如洪钟，其辩才无碍，妙绪如环，能使听者历久忘倦，固罔不叹先严精力之弥满也。

　　然先严喜深夜不寐，自谓万籁俱寂，神志湛然，下笔遂如有神，而不知阳气不潜，阴精被灼，岁月浸深，祸患遂伏于不自觉矣。初宣统辛亥，不孝裕业自江南高等学校卒业归，即致力于医。先严每见不孝裕业临诊能历经盘错，幸无陨越也，必为色喜。民三甲寅季秋④，先王父⑤以七秩晋九⑥高年患内外大症，呃逆不食，识者皆决其不治。不孝裕业力任无妨，投匕而愈，是则先严所尤欣幸不

---

　　① 至性：天赋的卓绝品性。
　　② 先曾王父：指陈健侯（裕业）的曾祖父殿抡公。
　　③ 倒屣：急于出迎，把鞋倒穿。
　　④ 民三甲寅季秋：民国三年（1914）农历甲寅年九月。季秋：秋天的第三个月。古代以孟、仲、季来表示次序。
　　⑤ 先王父：指健侯祖父子贞公。
　　⑥ 七秩晋九：七十九岁。

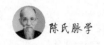

能自已者。

【评析】这一部分文字首先分析了陈健侯父亲陈庆年得中风的根源是喜爱深夜写作，致"阳气不潜，阴精被灼"，积劳成疾。现代医学已证明，长期"开夜车"对健康损伤很大，极易患心脑血管疾病。然后讲陈健侯自己学医治病的经历，特别讲了他自己抢救祖父成功的事。

从陈庆年为其父写的《哀启》可见，事情经过大致如下。健侯祖父子贞开私塾，一生节俭。79岁那年春，因事奔走，又饥又累，湿热下注，患疝疾；到农历九月份就间见寒热，闷胀不思饮食，继乃呃逆，连声气冲至喉，日夜不止；右腰内胯又生外症，肿痛，色赤，形若覆杯；每天只能吃些粥汤。高年患内外大症，请来的医生都说不治。陈健侯为祖父切脉，右寸脉（主肺）与关脉（主脾胃）滑大鼓指，寸脉尤大；左寸脉（主心）与关脉（主肝）稍弦；两边的尺脉（右主命门，左主肾）迢迢有神，上下一致。尺脉是根脉，从而断定尚有救。观其舌苔，微黄板滞。大便旬余未下，小便浑浊短热臭。脉证合参，认为是平素胃火极旺，食量过大，喜进甜腻，酿痰火湿浊，其充盈上塞气机则为呃，下阻经络而成疽。由于其根脉之厚度越常人，所以可判定正气没有虚，证候也属实，"人证两实"，断为"决可无虞"，是可以治好的。

治法如下。

一、以洞天鲜草膏贴患处。洞天鲜草膏又名洞天膏、洞天嫩膏。药物组成：壮年人头发一斤，活牛蒡一斤，甘菊一斤，苍耳草根叶一斤，忍冬藤一斤，马鞭草一斤，仙人对坐草鲜草一斤，白芷半斤，甘草半斤，五灵脂半斤，当归半斤。功能主治：一切热毒痈疖，如乳疖、乳痈、痄腮及小儿游风丹毒。（据《外科全生集》卷四）

二、旋覆代赭汤，去人参，加海浮石、瓜蒌仁、大贝母、赤茯苓、白茯苓，煎服。旋覆代赭汤出自《伤寒论》。原方组成：旋覆花、人参、生姜、代赭石、炙甘草、制半夏、大枣。功效：降逆化痰，益气和胃。主治：胃虚痰阻证。临床可见噫气频作，心下痞，反胃呕吐，吐涎沫，舌苔白滑，脉弦而虚。方中旋覆花功专下气消痰，降气止噫，为治痰阻气逆之要药，重用为君药。代赭石质重而沉降，善镇肝胃之冲逆，坠痰涎、止呕吐，为臣药。半夏、生姜祛痰散结，降逆和胃；人参、炙甘草、大枣健脾益胃，以复中虚，共为佐药。甘草又能调和诸药，兼使药之用。诸药合用，集祛痰、降逆、

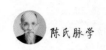

补虚于一方，使痰除、气降、脾健，诸证自愈。为何去人参？因为病者胃气不虚，右关脉（主脾胃）滑大鼓指。加海浮石、瓜蒌仁、大贝母、赤茯苓、白茯苓等，是为了增强化痰镇逆的力量。海浮石一味药一般医生想不到去用。海浮石，可软坚、通淋、清肺火、化老痰，用治痰热喘嗽、老痰积块、瘿瘤、瘰疬、淋证、疝气、疮肿、目翳。病人痰稠色黄，又有疝气，用之很恰当。

服用后的效果：数剂之后，呃逆虽然好了一些，但还没有停止，有时仍有寒热。切其脉，寸关滑大（痰食实热）如前，右尺数而兼浮（下焦有热浊）。什么原因呢？健侯认为，疽虽已化脓，但因肠胃不通，气没有办法降下来，故仍呃逆不止。于是，在前方中加"玄明粉四钱"，咸寒通润。服后，病人即数更衣，便量甚多，呃逆即减七八，脉势大平。于是，减轻前方，去玄明粉，加麦冬、地黄、泽泻、酒蒸川楝子、陈香橼皮，以养胃醒脾而导下焦热浊。一剂舌（苔）即宣（宣发，疏导发散），小便亦畅，呃声戛然而止。患疽处出稠脓一杯许，饮食也慢慢增加，遂康复如初。

先严于学无所不窥，暇尝举昔贤医学阙疑之处，令资考证。凡不孝裕业有所口陈笔述，先严辄为之首肯，奖掖有加。以是稍稍受知于先严。而_{不孝裕业}自惟庸碌，愧未能以所学济世立言，用①副②慈望，岂知乃转为异日侍疾十载之准备乎？呜呼痛哉！

先是民四乙卯③，先严春秋五十有四，犹以饥躯橐④笔四方。季春，就姚文敷司长之聘，担任《两淮盐志》总纂，搜订稿件，昕夕⑤不遑⑥。仲冬，先严忽由扬来谕，谓小有不适，命_{不孝裕业}赴扬为诊。方整装间，手谕又至，言腹泻神疲，并无他苦，惟盼汝来扬云云。_{不孝}等以先严生平未当轻言有疾，不禁大骇。_{不孝裕业}乃急赴扬。黄昏始达，径入运署盐志局。时先严方背灯卧睡椅上，见_{不孝裕业}之来，始而大慰，继则黯然。默察先严，泪已盈眶而出矣。_{不孝裕业}亦酸楚不胜，似已闻苍苍者垂诏曰："此汝父数十年来衰病发轫之始也。汝父子岂能慎之欤？"_{不孝裕业}心为怦然，忍泪宽慰，细询侍仆近状，知腹泻已近旬日。幸眠食尚可，步履如常，间犹伏案构思，心乃少安。诊得脉象虚数，两尺空弦，舌赤少苔，微兼黏滑，大便溏泻，日十数行，肛门有燥痒意，自觉神气疲乏，小溲较热，手心及两

---

① 用：以。《仓颉篇》："用，以也。"
② 副：符合。
③ 民四乙卯：民国四年（1915）农历乙卯年。
④ 橐（tuó）：口袋。
⑤ 昕夕：朝暮。
⑥ 遑：闲暇。

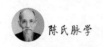

臂内蒸热甚，则已不自今日始。盖先严初未尝言也。症由谋虑日久，火动伤阴，血不养肝，肝火夹湿下乘之候，惟久泻则气液俱耗，似非所宜。至手臂蒸热，纯由用脑过度，虚火内炎。调摄之要，最宜静养。因婉谏先严以体力减衰，不可以壮年治学之法例今日。先严亦颇然之。处方用干地黄、生杭白芍、金钗石斛、地骨皮、绿萼梅、酒炒槐花、朱染抱茯神、生薏苡仁、乌梅、炭炙鸡内金、灯心草、生甘草等味。出入加减数剂后，诸症减大半，因更进以煨母鸭汤而痊。盖鸭性养阴，补肝肾，清蒸热，利水道，尤妙在能厚肠胃、止热利。古人明言之，诚不我欺也。夷考其腹泻之症，初发现于五十岁左右，为因亦久，特偶发即愈，不如此次之剧耳。

【评析】这一部分写陈健侯的父亲在54岁任《两淮盐志》总纂时患泄泻病，陈健侯前往治疗的经过。大便稀溏，次数增多，叫泄泻。从时间来看，泄泻可分成暴泄和久泄两大类。若从成因看可分为实泄和虚泄两大类。实泄是由外感时气和饮食所伤，虚泄因脾虚或肾虚所伤。

从病人的病情来看，久泄无疑，但具体属于虚泄还是实泄，却要仔细辨证了。从肛门燥痒、小便较热、手心及两臂内发热的症状，及望诊舌赤少苔，略有黏滑来看，似属实证、热证。但医者并没有被这些现象所迷惑，进一步细切其脉，发现脉象虚数，两尺空弦。数而无力，叫"虚数"。脉数，主热证；脉虚数，主虚热，是阴亏阳浮之象。两尺中，左尺主肾，右尺主命门。两尺弦，主血虚、泄泻；两尺空弦，主水泄。一虚一空的脉象表明火是虚火。于是，舍症从脉，断为长期用脑过度，引起虚火，火动伤阴，血不养肝，肝火夹湿下注，形成泄泻。治疗原则为滋阴清热，平肝止泻。

方中干地黄滋肾阴、清虚热，生杭白芍、金钗石斛养血平肝兼清热，地骨皮治"手臂蒸热"，绿萼梅平肝和胃、调畅气机。槐花味苦、性微寒，归肝、大肠经，具有凉血止血、清肝泻火、清大肠湿热的作用，但因为病人阴虚，所以用酒炒，去其寒性。茯神安神养心，配生薏苡仁、乌梅、炭炙鸡内金，有祛湿止泻助消化的作用。为什么不用茯苓而用茯神呢？因为茯神既有健脾祛湿的作用，又有宁心、安神、利水的功能。文中讲病人时任《两淮盐志》总纂，一天到晚没有闲暇，所以安神养心很有必要。灯心草有清心火、利小便的作用。生甘草有调和诸药和清热的作用。《黄帝内经》云："湿盛则濡泄。"又云："治湿不利小便，非其治也。"所以止泻要祛湿，止泻要与分利相结合，这才是止泻的大法。处方从整体着眼，抓住主要矛盾，兼顾次要矛盾，标本兼治，因病制宜，随证施治。几剂后，症状已消除大半。又用煨母鸭汤进行食补。鸭能养阴，补肝肾，清蒸，利水道，尤妙在能厚肠胃、止热利。补肾温阳健脾止泻的医案多如牛毛，而滋阴止泻的医案却不多见也。药疗与食疗相结合，也符合现代医学的观点。

后此久之，腹泻不作，大便渐转为每七八日或十数日始解，矢形宽润重叠，为量甚多，而眠食如常。脉来下行之势较上行为缓，右寸尤形缓甚。良以先严半生攻苦，伏案之时为最多。馆驿所在，主者必供以车马，故出必乘舆，肢节之运动乃至鲜。居则终日伏案，使肺气屈曲，缓于下行，二肠之蠕动遂以迟滞。其远因始于三十年前，至五十就衰，以后乃次第得其果耳。_{不孝裕业}心焉忧之，力以节读少思为请，更进清降肺气之剂。俟大便通调后，即以燕窝汤常服，取其平润化痰、平补肺气。辅以麦精、鱼肝油，养肝益肺，润肠下达，间佐鸭汁清热养阴。服饵以来，大便颇调，精神益旺。惟手不释卷之习，则与有生以俱来。此_{不孝裕业}所窃为隐忧者也。

【评析】这一段讲经细心调治，陈庆年之泄泻已痊愈。但从脉象看，他的肺气严重不足，原因是平时缺少运动。治疗方案是：一则节读少思，适当活动；二则进清降肺气之剂；三则常服燕窝汤，辅以麦精、鱼肝油，间佐鸭汁。真是井井有条，丝丝入扣，标本兼顾，食药结合。

五年春，先严即结束《两淮盐志》事，家居时久，间往金陵，为《清史》征书而已。不意是岁六月，先王父忽以隔病^①逝，先严擗^②踊^③长号，毁几灭性，卜葬^④之日，行哭不停，直至墓所，哀恸行路，闻者咨嗟，元气大伤，遂基于此矣。

冬月，_{不孝裕武长男登晋生}；腊月，_{不孝裕业长男登华生}。先严连得两孙，哀情于以少杀^⑤。明年先严勉至宁，征书事竟，遂一意闭户著书，不再应聘。复以数十年来，积书日多，散置新旧两宅，荟萃整理，俱感不便，拟就新宅旁余屋改建书楼以藏之。惟集款匪易，迟至七年四月始

---

① 隔病：隔食病。中医将具有下咽困难、胸腹胀痛、吐酸水等症状的病称为隔食病。陈健侯祖父在 79 岁那年的春天，由陈健侯治好了内外大症，后愉快地过了八十大寿；至 81 岁，因时局变迁，怒动肝而伤胃，形成隔食病，呃病又犯，进食困难，虽经健侯治疗有所好转，但后又反复，最后不治而逝。

② 擗（pǐ）：捶胸。

③ 踊：往上跳。

④ 卜葬：先占卜后下葬。

⑤ 少杀：稍衰，稍差。

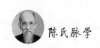

克开工。举凡料量木石、调度工役，通盘筹划，皆命_{不孝}_{裕业}为之。至八月落成，九月继以髹漆，丹碧焕然。适_三_{孙登泰生}，先严顾而大乐，榜楼之额，名曰"传经"，盖犹先王父特以传经名堂之志也。

是岁六合谢荛仪妹丈来镇，创办第九师范，遂移家焉。八年之春，添置书橱既成，先严即督率童仆，移藏书于"传经楼"。在昔以尽力著述，翻检为劳，简编皆随意杂置，未暇整理。至是先严乃锐意分类庋藏^①，躬亲尘蠹。除偶尔伏案执笔外，营营终日，几于手足不停，身心俱劳，更倍于曩昔。_{不孝裕业}虽时婉谏，不从也。约两月后，就绪者只十之二三，先严即耳部雷鸣，日夜不止，两手指端作麻，运腕无力。_{不孝裕业}诊为劳役伤阴，肝肾之火上炎，而脑热液虚之象。且风淫末疾，后患堪虞，亟宜宁神休养。投剂以清润镇降为治，乃渐愈。是年，冒鹤亭监督来访，一见如故，欢若平生，因取先严旧所写定《至顺镇江志》付刊。先严则力任校雠之役。溯自宣统庚戌年，先严独力刊布《嘉定镇江志》后，《至顺镇江志》以力不继未刊。忽忽十年，乃偿此愿，得以补昔

---

① 庋（guǐ）藏：收藏，置放。

贤阮文达之缺憾[1]，其愉快盖可知也。而鹤亭丈之惠吾镇人为多矣。

【评析】这一部分写"先严"得"脑热液虚之象"，用现代的话来说，就是得了高血压。病机是"肝肾之火上炎"，病因是"劳役伤阴"。"劳役"之事，一是指造传经楼，编书目分类别；二是指校对元代《至顺镇江志》。劳役伤阴，水不制火，阴亏阳盛，风从阳化，肝风内动，肝火上亢，风阳上扰，形成"风淫末疾"。条分缕析，有条不紊。

先严以耳鸣久未作，复营营于书楼，不孝裕业一再婉谏，仍未见纳。至六月下旬，先严晨起，由厅事会客毕入内，行至中庭，忽觉热腾脑部，两耳气闭，旋即大眩。扶掖[2]就榻，不能转侧，艰于发言，目闭畏光，约两时许始少定。不孝裕业急为诊治：脉来两手俱浮数上溢，左脉弦空，左寸极形浮滑。此由用脑过度，真阴大亏，肝

---

① 补昔贤阮文达之缺憾：阮文达，即清代大学者阮元。阮元在《四库未收书提要》中评论元代《至顺镇江志》："此书自明以来，藏书家都无著录，真是一部难得见到的藏书，今重加校订缮写，以供研究京口历史的人做参考。其价值可与袁桷的《延祐四明志》相媲美。"阮元的印本后称《宛委别藏》本，但此本仍有不少错误，陈庆年加以精心校勘，并出版，所以说"补昔贤阮文达之缺憾"。

② 扶掖：用手搀扶别人的胳膊，借指扶助。

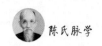

阳化风，类中^①险候也。盖脑为灵明之主，肝为藏血之脏，人生情志之动，皆从火化，而血者，养脑者不祧^②之品也。故每有所念，脑血为耗，必责偿于肝。当其盛年，真阴未损，血液充盈，虽在上之火，日长炎炎，然肝血固足以济其柔润。及至五十就衰，以后真阴渐竭，血乃日亏。忽忽半生，既未能摆脱一切，又谁信老之将至者？斯时耗血愈厉，供不应求，脑筋周围之血管乃日趋燥化，而有脆裂之虞^③。血不养肝，肝阳亦因之亢进。一旦用脑太过，脑既极力吸血于下，肝阳乃挟血倾巢而上。《经》曰"阳之气，以天地之疾风名之"^④，肝阳化风，挟血上搏，风起潮涌，以脑之久脆，何以克当？而中风之症遂作矣。夫脑者命令所从出，为荣卫气血之专司，主知觉、运动二种作用。《经》曰"荣气虚则不仁，卫气虚

---

① 类中：类中风，病名，指风从内生而非外中风邪的中风病，简称类中。因非外中风邪，故亦称"非风"。

② 不祧（tiāo）：永不迁移叫不祧，引申为不更换。

③ 虞：忧虑。

④ 《经》曰"阳之气，以天地之疾风名之"：出自《素问·阴阳应象大论》。原文："以天地为之阴阳，阳之汗，以天地之雨名之；阳之气，以天地之疾风名之。暴气象雷，逆气象阳。故治不法天之纪，不用地之理，则灾害至矣。"译文：如以天地来比类人体的阴阳，则阳气发泄的汗，像天上下来的雨；人身的阳气，像天地疾风。人的暴怒之气，像天有雷霆；逆上之气，像阳热的火。所以调养身体而不效法于自然，那么疾病就要发生了。作者引文以肝阳比喻疾风，意在说明病之疾和猛。

则不用"①，今脑筋突受肝风挟血之猛袭，是以小则五官肢体有所偏废，大则其危可立而俟②也。

先严幼而苦读，壮而劬学③，老而靡勤④。平生用脑，乃如不及，致成此类中之局，其险重尚可问乎？时不孝裕业急投清降柔润兼化痰通络之剂，冀其不致出现㖞斜偏发等症。用药如白薇、北沙参、青元参、鲜生地、丹参、生甘草、灵磁石、生杭白芍、冬青子、瓜蒌仁、天竺黄、胆南星、柏子霜、干竹茹、钩藤钩、朱染抱茯神、蜜炙远志肉、冬桑枝、豨莶草等，佐以桑麻丸，出入消息⑤，为大剂治之。一剂后渐能安寐。至晚头目已清，左耳不鸣。晚餐饮鸭汤二碗，自觉甚适。不孝等惶惧始少定。如是者调理约一月，虽未能完全静养，致症情不易骤平；幸先严已具戒心，故眠食颇安，大便通调，病退八九矣。因照前法，加重养阴潜阳、补脑活络兼化痰湿之品，熬膏常服。不孝裕业并力陈此病难退易进之理，吁请切实节

① 荣气虚则不仁，卫气虚则不用：出自《素问·逆调论》。"不仁"是指麻，"不用"是指木。这句话实际上就是说麻木的病因在于营卫气虚。营卫一虚，就容易受邪。"邪之所凑，其气必虚"就是这个道理。受邪之后气血瘀滞，即产生麻木。
② 俟：等待。
③ 劬（qú）学：勤学。劬：勤劳。
④ 靡勤：没有一日不勤劳。靡：无。
⑤ 消息：消长，增减。

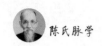

劳。先严欣然曰："汝无忧，今虽不免小劳，然已得保身中庸之道，必不致再困也。"于是精神渐复，运笔举步，均可维持。_{不孝等}私衷欣幸乃不可名状。不意至九年四月下旬，大姊丈张伯华[①]以久年心疾[②]，遽投水死。先严奔赴江干，哭之至恸。至五月下旬，先九叔祖妣严太宜人复逝世。未及一月，两遘[③]至亲者之丧，且须襄理一切，遂大伤于厥[④]心。前此类中之症，乃渐加剧，指腕日形不灵，步履随以蹇[⑤]缓，继则腰部亦木强少力矣。_{不孝裕业}用去岁膏方，加入补益腰膝、和畅心肝之药，为大料续进，衰状稍复，间能执笔为书。偶于喜丧宴会等事，酬酢[⑥]尚自裕如。即于本邑续修《县志》之举，以桑梓[⑦]之义多赞画。每逢例会，辄能策杖安步而往，见者固未意其过衰也。次年病症旅进旅退[⑧]，渐需人扶掖而行。冬月祀祖，先严躬亲其事，扶掖跪拜之间，振战殊甚，几不能兴。时以腊月中旬为先严花甲寿诞，_{不孝等}方谋集乡里

---

① 张伯华：陈庆年的学生，也是陈庆年的大女婿。

② 心疾：精神疾病。

③ 遘（gòu）：遇。

④ 厥：失去。

⑤ 蹇：行走困难。

⑥ 酢（zuò）：客人向主人敬酒。

⑦ 桑梓：桑树、梓树，喻乡里、故乡、家乡。

⑧ 旅进旅退：共进共退。这里的意思是说，病不由人做主，好好坏坏，坏坏好好。

亲友称觞^①，预筹一切，睹兹衰状，戚然不宁。议者均谓：先严花甲而后，必不可久矣。不孝裕业细惟先严之病，纯由用脑过度，失于运动，积数十载之因，乃成今日之果。譬之古木然，生机日涸，根本未摧，枝叶已先萎。其萎也，非病也，自然之势也。故先严之病虽谓之不病可也，不病之病，斯病之至矣。然苟能加意静摄，使内无思怒之伤，外杜虚邪之袭，则肝阳不致猝升，眠食得其常度，只须灵明^②不衰，纵肢末之患以渐递增，或尚非一二年客乎？

【评析】上面两段是写"先严"（即陈庆年）中风的经过及健侯对疾病的分析与治疗。从中医角度来说，中风有真中与类中之分。真中多由外风（外邪侵袭引发）引起，故又叫外风。类中，多由内风（脏气自病、内伤积损）引起。至于症状，则大多相似，只是真中大多较轻，而且发病时多伴有恶寒、发热等外感表证。"先严"的中风属于类中，触发因素是会客时情绪过于激动，以致血压突然升高。但根源是什么，得靠切脉来决定。

① 觞：古代称酒杯。
② 灵明：心灵。这里指大脑。前文讲到"脑为灵明之主"。

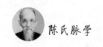

切得脉来两手都浮数上溢，左脉弦空，左寸极形浮滑。脉浮数上溢表示热盛于内，心率加快，气血向外鼓动，"气上盛会于巅顶"，有产生脑血管意外的可能，所以出现了"忽觉热腾脑部，两耳气闭，旋即大眩"的症状。左脉弦空，弦空是弦虚无力的脉，表示肝风内动、风阳上亢，但属于肝经虚热，不属于实热。左寸极形浮滑，左寸主心，浮滑为痰火。痰阻气机，经络瘀阻。脉证合参，病人长期用脑过度，真阴大亏，肝阳化风，形成类中。治法：清降柔润兼化痰通络。

方药中白薇、北沙参、青元参、鲜生地、冬青子，滋阴降火；灵磁石、生杭白芍、钩藤钩，平肝熄风；丹参、冬桑枝、豨莶草，活血通络；瓜蒌仁、天竺黄、胆南星、干竹茹，清热化痰；朱染抱茯神、柏子霜、蜜炙远志肉，养心安神补脑；生甘草调和诸药。桑麻丸由嫩桑叶、黑芝麻、蜂蜜组成，主治肝经虚热、头眩目花、久咳不愈、津枯便秘。汤药与丸药结合可以加强药力。"先严"的高血压比较复杂，属于阴虚肝亢痰阻型，所用药方考虑全面，滋阴潜阳，化痰通络，引火归原，标本兼治，既通上又通下，故取得了很好的效果。

呜呼！人事不常，天心难测，不孝等固祷祀以求之矣。

花甲以后，伏案执笔之事，已不能勉为。偶需属稿及整理旧著，皆口授其辞，令书手抄录。一年以来，肢末之患，幸未大碍，群①又以为静养调护得宜，期颐②或犹可望。至十二年元月中旬，先严忽感受时疾，发热而渴，不恶寒，头痛、咳嗽、鼻塞，侍疾者以为伤风而忽之。不孝裕业诊：脉数而兼浮，右寸搏大滑数，舌黄黏滑，此风温③决夹痰湿之候，肺经热邪大病也。症防热甚动肝，肝阳与之纠结则危矣。因投辛凉清肃，佐以凉肝之剂。时病势方张，屡汗不解，肝阳蕴隆④，上犯可虞。驯致两眦出血成条，鼻息腥臭，神疲不食，目瞀⑤气粗，势殊岌岌。盖肝肺互灼，热乃如焚。不孝裕业以时消息，投辛凉重剂，清肺化痰，与凉降肝阳，并行不悖。因肺气内困于热、外疲于汗，是以热不为汗衰。遂参入生脉散法，加北沙参、大麦冬、野百合以益气液，俾正能克邪，庶奏肃清之效。于是热势日减，神识渐正，肝阳既降，面赤火升亦靖矣。更请老友杨绍文⑥先生共商善后之策，所

① 群：众人。这里指陈庆年的四个儿子。
② 颐：颐年，保养延年。
③ 风温：由风热病邪引起的急性外感热病。
④ 蕴隆：郁结而隆盛，引申为炽盛。蕴：蓄。隆：盛。
⑤ 瞀（mào）：眼睛昏花。
⑥ 杨绍文：部队中医。临终时曾嘱其子跟陈健侯学医。

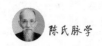

见略同。续投清化余氛①调理肺胃及养阴柔肝之剂，知饥纳谷，遂以告痊。是役也，约三旬而平，更历两月始复，见者莫不骇叹。先严自经此次大病后，元气耗伤。不但肢未愈形拙滞，昔之腰部木强，近且延及脊柱，动作之苦乃愈甚。或有劝用电气疗法者，先严则以在昔先王母②用之偏枯而未效，不欲再试。或有劝用针灸古法者，先严自审非宜，亦坚拒弗纳，惟仍以静摄补养为务。十三年秋，奉直战起，人心惶惶，祸迫眉睫，不孝等力请先严及家慈率妇幼避居西津，时先严精神尚可，日处斗室之中，无间外内。凡亲友来访者，概可接谈，除不能迎送外，言笑终日，殊无倦容。暇则读书阅报，以破岑寂③。且面丰而色润，谓为大病屡经之后，固不类也。是岁八月，四孙登谦、五孙登履相继生于西津，以租屋逼仄，只能张帷于室中，聊分内外。凡产褥之妇、褓褓之儿，均杂处其中。先严则殊不觉隘，居之泰然，每顾两孙，辄为色喜。时不孝裕业留守城内，间日必往西津定省，见先严虽于战乱之中，而精神不减，眠食颇安，心中乃为之释然。逾年闰月，返自西津，闭门谢客，日以读书阅报及

① 余氛：残留的邪气。
② 先王母：祖母。
③ 岑寂：寂静，寂寞。

· 138 ·

含饴弄孙为消遣计。每晚，孙与外孙辈辄群嬉于先严室中，先严间喜为谐语，或曼声作歌以和之。诸儿或噪乱甚，先严则故作大声叱之，震瓦欲鸣，诸儿方惊，顾先严面色以为进退，先严已不能矜持①，旋失声大笑矣。嗟夫，此情此景，非犹目前事耶？曾几何时，而不可再矣，天乎痛哉！

【评析】这一段写健侯治好"先严"风温大症之事。风温是由风热病邪引起的急性外感热病。病发于春天温暖多风或冬天应寒反温季节。风温病的共同特点是发病较急，初起必有发热、微恶寒或不恶寒、咳嗽等肺卫见证，像一般性的伤风感冒，但传变较速，易见逆传心包证候。病程中常出现邪热壅肺、气急痰鸣之证。西医认为，中医所言风温病，多指流行性感冒、大叶性肺炎、流行性脑脊髓膜炎等疾病。

"先严"的病也确是如此。"先严忽感受时疾，发热而渴，不恶寒，头痛、咳嗽、鼻塞，侍疾者以为伤风而忽之"。健侯给其诊脉，否认了伤风感冒之说，确认为风温。其诊断要点如下：一是发生于春季（元月中旬），这个季节的外感热病很可能是风温病；二是发病初起有发

---

① 矜持：庄重，严肃。

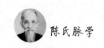

热、口渴、咳嗽、头痛、鼻塞、不恶寒的症状，且舌黄黏滑，脉数（有热）而兼浮（有风）、右寸搏大滑数（有痰湿）。论治："此风温决夹痰湿之候，肺经热邪大病也。症防热甚动肝，肝阳与之纠结则危矣"。处方用药：投辛凉清肃，佐以凉肝之剂。药名没有具体写出来，但笔者以为可能是：连翘、金银花、板蓝根、霜桑叶、薄荷、蒲公英、杭菊花、杭白芍、石斛、生甘草等。方以清散为主，兼凉肝。因为病人原有肝阳上亢之旧疾，故用凉肝药平潜肝阳。这是一诊。

二诊："因肺气内困于热、外疲于汗，是以热不为汗衰"，这是说虽然发了汗，但热没有退。特别是肺热未清，"肺气内困于热"，西医认为可能是肺炎，中医认为是邪郁于肺。治法：宣透清散中兼滋肺阴。处方用药：在原方中"遂参入生脉散法，加北沙参、大麦冬、野百合以益气液"，使正能克邪。效果：热势一天天减退，肝阳也下降了。

善后：风温恢复期，"续投清化余氛调理肺胃及养阴柔肝之剂"。药方未写出。笔者认为可能是：以连翘、金银花、蒲公英清化余热，以杭菊花、杭白芍、石斛等柔肝，以太子参、北沙参、大麦冬养肺，以生山药、生于术、谷芽、炙甘草、佛手等调理脾胃。效果：病人知道饥饿，消化系统功能恢复，终于痊愈。

整个治疗过程，契合风温病的演变规律，用药主次分明，缓急有序，井井有条，故效果显著。

是岁七月中旬，先严复感伏暑秋邪，烦热殊甚，郁闷不食。右大腿上部内侧起股阴疽[1]，漫肿坚硬，不红不痛，根盘如碗大，内外症情俱极险恶。病由先严多年以来水不济火，阳热上炎，故严冬不能戴帽，时形面赤火升，盛夏需着棉鞋，两足间为湿肿。而今岁夏季最为畏热，须以二人轮流持大扇取风，稍停即不可耐，虽劝其稍安，不可也。于是暑邪渐以深入，遏伏之极，当秋而发矣。又先严深夜就寝，侍疾者畏热，坐先严足侧，挥扇不停，正对先严右大腿内侧，日积月累，风冷着骨，遂成阴疽，此内外症并发之因也。加以运当浇季[2]，信义云亡，先严闭户养疴，衰态日迫，无复当年。黠者遂利其可侮，且以怨报德，率为先严生平以血诚提挈之人。先严一生长厚，与人无忤[3]。故于横逆之来，必力诫^{不孝等}隐忍勿争，极端让步，无如来者不察，得寸进尺，诛求

----

① 股阴疽：此证一名"赤施"，发生于股内合缝下近阴囊之侧，因偏在厥阴经，故名。

② 浇季：道德风俗浮薄的末世。季：末世。

③ 忤：逆。

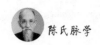

无已。先严居尝自艾^①诚信未孚^②，以是不无^③于邑^④。脉象数而兼沉，右寸较大、右尺沉缓，左关脉弦虚沉郁，舌赤苔薄黏滑，是肝郁与伏暑、阴疽纠结之明征。暑必兼湿，危重绵缠，至可虑也。^{不孝裕业}以先严病夹肝郁，不宜再闻外事，遂力请先严移居"传经楼"，俾可安心调摄。投剂用辛寒兼淡渗甘寒或苦寒，清达肺胃，调畅肝胆，按时消息，以治其内。而阴疽一症，药宜温消，然与伏暑、肝阳相反，又非所宜。遂用家藏散阴膏等敷贴，以攻其外。病经两旬，屡有进退，缘伏暑夹湿，由内达外，势如抽蕉剥茧，层出不穷。加之肝郁为梗，病邪乃愈形固结，急切难图。且阴疽之根附骨，既未能内服温化之品，仅凭外治，更属缓不济急耳。夫以先严久衰之体，当内外俱困之秋，险象环生，元气遂时有不支之势。^{不孝裕业}自惟识浅，虑或有误病机，将万劫而莫复，遂力请家慈及家人等另易他医，共图良策。时家慈及^{不孝裕菁等}熟筹竟日，毅然以为不可轻事更张。先严渐微闻之，诏^{不孝裕业}曰："汝侍疾有年矣，知子者莫若父。余主张坚定，不愿易医，汝但竭力为之，死生有命，无过虑也。"^{不孝裕}

---

① 自艾（yì）：指悔过自责，除恶修善。
② 未孚：是指不算大信，不是至诚；还有未能信服的意思。
③ 不无：犹言有些。
④ 于邑：亦作"于悒"，指忧郁烦闷。

业勉力图维者，又经两周，脉象渐浮而不弦，舌赤渐淡而苔布，热势已减半矣。一日晚，先严忽大汗如珠，手足厥冷，呼吸喘急，问之不言，诊脉数急，空细无伦，舌上少苔，此伏邪完全外达，背城借一①之时；而病久正元不支，气液暴脱，危在顷刻之象也。然脉于空小中并见滑如贯珠，尚有可为，急投人参生脉散合清达之品为大剂。不俟煎成，即取药汁陆续灌服，幸喘汗渐止，神色转定，脉亦渐敛，再剂后，热全退矣。数日后，头部复行发热，脉右尺滑数。审其股，阴疽渐转红热高肿，按之中软，是酿脓欲成之候。阴证转阳，固是佳兆；惟一旦脓血猛泻，殊有暴脱之虞。续进清补气血、催脓解毒活络之剂，外敷破头定痛围毒诸药。又数日后，胃纳小醒，能进稀薄米粥碗许，疮忽自溃，稠脓败血顺流倾注，量几盈盆，衣褥尽湿。更以补气养胃、活血解毒敛疮诸药加减调治，外用药水洗涤疮处，再入拔毒定痛生肌之品。续出脓血且倍于前。于是疮肿日平，胃纳渐增，溃后约两旬而敛。头部之热亦随以全清！继进调补以善其后，更历两月而康复。是役也，内服煎药近百剂，外贴散阴膏如碗大者约两百张。自病剧以来，先严形销肉脱，

---

① 背城借一：在自己的城下与敌人决一死战，多指决定存亡的最后一战，这里指决定治病成败的最后一次。

日仅呷稀米汤少许，发言微弱，非贴耳不闻。家人日夜轮值看护，竭全力以赴之，无敢或懈。凡亲友来探疾者，骤见先严尪瘵①之容，几不相识，且群卜②其不起焉，亦可见其症之危也。乃惊涛稳渡，出死入生，是不得不感谢彼苍之默佑矣。当时家慈以环境激刺，复睹先严之危，悲愤直不欲生。而不孝裕武妇柳氏适大病新反，症情险重。不孝等安内攘外，百务猬集，寝食俱废，殆亦不知命在何所？事后家慈每语不孝等曰："余与汝等度此大难，一年实作十年过也。"不孝等每味此语，悲喜交集，不禁感慨系之。

【评析】这一段是写"先严"患伏暑与阴疽及接受治疗的过程。

从整个诊治的过程中不难看出，健侯在分析主证的基础上，寻病因，抓病机，尤擅脉诊，重舌诊。其中，脉象数而兼沉说明有内热，右寸较大说明肺有热，右尺沉缓说明命门火衰，左关脉弦虚沉郁说明肝郁、脾困、湿重。舌赤苔薄黏滑，说明有热和湿。脉诊相参，结论是：肝郁与伏暑、阴疽纠结。暑必兼湿，危重绵缠。新旧病相纠结。健侯在分析病

---

① 尪（wāng）瘵：瘦弱。
② 群卜：儿辈们占卜（病的凶吉）。

因的基础上投以辛寒兼淡渗甘寒或苦寒药论治。

"先严"的病不单是伏暑，而且有阴疽。二者在用药上有矛盾，健侯的方法是：汤药内服，另用家藏散阴膏外敷。但这样治疗的效果并不理想，暑湿很难被全部托出，原因是肝郁作怪。受家庭重托，健侯仍勉力图治。又经两周，脉象渐浮而不弦，说明暑湿已由内透外；舌赤渐淡而苔布，说明脾胃有起色，热势已减半了。但并不是一帆风顺。当暑湿全部外出时，危机出现，健侯急投人参生脉散合清达之品为大剂，从而挽回了危局。

关于股阴疽的治疗，也有可圈可点之处。

《医宗金鉴》方歌："股阴疽发大股中，阴囊之侧坚肿疼，七情不和忧愤致，溃后缠绵功难成。"又云："因在阴经，起长、溃脓，俱属迟缓，溃后尤见缠绵，收敛成功者甚少。"故健侯十分认真对待此难症。其方法如下。

首先，用箍围药外敷。箍围药古称敷贴，是借药粉箍集围聚、收束疮毒的作用，促使肿疡初起轻者以消散；即使毒已结聚，也能促使疮形缩小，趋于局限，早日成脓和破溃；就是在破溃后，余肿未消者，也可用它来消肿，截其余毒。由于箍围药的药性有寒、热的不同，所以在应用时也应分别使用，这样才能收到预期效果。"先严"患的是阴证，故用家藏散阴膏外敷。该方组成不详，

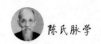

但其中肯定多是阳性药，可能是在回阳玉龙膏基础上加减而成的。回阳玉龙膏药性温热，功能温经活血、散寒化痰，适用于不红不热的诸阴证。其组成是：草乌、南星（煨）、姜黄（炒）、白芷、赤芍、肉桂。方中姜黄、肉桂助脏腑阳气以祛寒；草乌、南星走窜发散，破恶气，驱风毒，活死肌，除骨痛，消结块；赤芍、白芷活血散滞，止痛生肌；陈酒为使，行药性，散气血。诸药合用，有回阳逐阴之功，为外科阴证常用要方。

其次，在阴疽渐转红热高肿，按之中软，酿脓欲成，即阴证转阳时，一方面清补气血，用催脓解毒活络之剂，一方面外敷破头定痛围毒诸药。

最后，疮自溃后，以补气养胃、活血解毒敛疮诸药加减调治，外用药水洗涤疮处，再入拔毒定痛生肌之品。

效果：疮自己破了，两旬后就收口了；病人胃口一天天好了；头部的热全退了。

此病的特点有三。①病情特别复杂：伏暑、肝郁、阴疽三者纠缠在一起，这三种病在用药上又有互相矛盾之处。②病情危恶：惊涛骇浪，出死入生，抢救后才脱险。③病程特长：治疗过程约半年，内服煎药近百剂，外贴散阴膏如碗大者约两百张，康复时间长达两个月。能治愈的原因：一是健侯医术高超，脉诊合参，用药精当，有先有后，丝丝入扣，惊涛稳渡；二是护理得当，家人日夜轮值看护，全力以赴，不敢懈怠。

是年冬，政府恢复自治，崇德乡区公选不孝裕业为议长，非素愿也。先严则以崇德乡为祖居横山所在，嘱为遥领①，因勉任其事。两载以来，懔遵②庭训，以廉正自守，幸无陨越③。党军至后，百度更新，前县长谭敦以行政局长相嘱，自惟才短力辞未应。先严居尝语不孝等曰："余愿汝等读书精进，发挥所学以继吾志，而不愿汝等汲汲于功名。父母在，不远游，若曹④其三复之。"

盖先严类中而后，自顾衰颓，其来日苦短之意，固已情见乎辞矣。故不孝裕菁⑤等历年遇远道来聘者，馆谷⑥虽丰，必辞不赴。而不孝裕业本儒门事亲之义，孜孜于医，更所惮于远行，偶因邻邑亲友召诊，辞不获已，小作勾留，寸心乃日以先严脑疾猝反为虑，怔营⑦摇曳⑧，若无所归。

---

① 遥领：只担任职名不亲往任职。
② 懔（lǐn）遵：谨遵。
③ 陨越：喻败绩、失职。
④ 若曹：你们。
⑤ 裕菁：陈庆年长子。
⑥ 馆谷：这里指塾师的束脩或幕宾的酬金。馆：教私塾或任幕宾。
⑦ 怔营：惶恐不安的样子。
⑧ 摇曳：轻轻摇摆、漂荡。《明史·外国传·吕宋传》："臣等惊魂摇曳，寝食不宁。"

原冀先严调护得宜，不孝等得长承欢膝下，奈何天心不察，竟遽夺吾父以去乎，此痛绵绵，宁有极耶。十五年丙寅，先严以无外事撄心，颇能加意静养。惟大病之后，营卫愈衰，益以项强不能转侧，喉际时如痰阻，言语维艰。甚则颊车颤震，涎溢口外。时乡邻来视疾者，每见先严衰状，辄泣数行下。良以先严生平有鲁仲连[①]风，排难解纷，片言立决，乡人之因以全其身家者遂至夥。而事后或有馈遗，先严必正色严辞以却之，丝毫无所受。乡人骇叹敬畏，视若神明。故一见先严动作之苦，乃烈于身受，悲不自禁，于以知先严之感人深也。

溯自己未以来，先严脑力日形耗竭，虽根本之灵明之部尚可维持，然已不能旁充四达。故始则神经末梢虚弱，肢末拙滞；继则循脑气筋之总干线而上，由腰而脊而项，日以不灵。若再逐渐推及脑筋本部，则周身之运动知觉全废，必不可为矣。窃惟先严于类中而后，果能万缘不扰，加之药饵如法，未始不可寿享期颐，无如风温、伏暑、阴疽等大病间岁接踵而至，以致每病之后，气体大亏，类中之症乃渐加剧，恢复无望，岂非天乎！不孝裕业以先严此次

---

① 鲁仲连：又名鲁连，尊称"鲁仲连子"或"鲁连子"，战国末期齐国人。其生卒年不详，据专家推算约为公元前300—前250年。其长于阐发奇特宏伟、卓异不凡的谋略，却不肯做官任职，愿意保持高风亮节。"先严"认为"做官作孽"，一生不肯做官，故说"有鲁仲连风"。

病后，右脉常虚于左脉，遂于养心补脑、益肺柔肝、化痰活络剂中，参入大剂生绵黄芪以补中气。旬日后，颊车之振不作，发言间亦清晰可听。惟胃纳不旺，两足湿肿不消，舌苔水滑。症由先严频年酷嗜水果，不可或离，且终日于藤椅上坐卧，极少就榻之时，致水湿时形下注。迨此次病后，更成气虚不化、脾难健运之象，因进西药阿利攀丸常服，取其大补脾胃、荣养脑、运化水湿、专消足肿，而无苦燥伤阴、淡渗耗气、甘润滞膈之弊。屡试必效，诚病后调补之良药也。食锐增，足肿渐消，面腴色泽，人皆异之。而先严自审屡病之后脑力将日衰，深以著述未能脱稿者为念，每诏不孝等曰："余既无能为役矣。异日设有不讳，必亲为余续成遗稿，勿以欲速图功，勿畏艰巨中辍，是为切要。若曹尚称能读父书，必不负余素志也。"不孝裕菁等谨志之不敢忘。呜呼，先严言犹在耳，人已云亡。不孝等每诵遗篇，五中如裂矣。是岁冬月，恭逢家慈六十诞辰，姻族来贺者，见先严气体颐养胜常，皆进致祝词，先严颇能与笑语酬酢，不以为惫。

【评析】此部分主要写"先严"类中后的调理。先写"先严"类中后"脑力日形耗竭"，再写"先严"之风温、伏暑、阴疽等大病间岁接踵而至，以致气体大亏。脉象

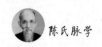

是右脉常虚于左脉。右脉主肺、脾、命门，说明先严中
气不足，肺、脾、命门三部较虚。所给处方是于养心补
脑、益肺柔肝、化痰活络剂中，参入大剂生绵黄芪以补
中气。中气不足，即脾胃之气虚弱、运化失职。症见面
色黄而少华，唇淡或暗，食欲不振，食后腹胀，眩晕，
声低，气短，倦怠乏力，便溏，若兼见胃痛则痛而喜按，
舌嫩苔厚，脉虚等。所开处方，由以下两方面组成。一
方面是养心补脑、益肺柔肝、化痰活络剂。药名未写出，
但我们知道，养心药有丹参、熟枣仁、朱染茯神等，补
脑药有制首乌、五味子等，益肺柔肝药有北沙参、麦冬、
百合、石斛等，化痰药有川贝母、陈皮、制半夏、枇杷
叶等，活络药有参三七、桑寄生、橘络、赤芍、土鳖虫
等。根据病情，结合脉证，适当选择有关药物组方。另
一方面是参入大剂生绵黄芪以补中气。生黄芪有益气固
表、利水消肿、补气养血益中的功效，适用于内伤劳倦、
脾虚泄泻、气虚、血虚、气衰等症。

次岁元月，六孙登丰生。初，次妹琨兰产后大病，濒死
者屡，至是亦告痊可。先严遂大慰于厥心。未几，党军①
克镇江，人民安堵，乃敌军隔江峙，炮如怒雷，日盘旋

---

① 党军：国民党北伐军。

顶际，而大兵渐云集吾家厅事，遂借充临时营舍。不孝等虑先严高年或有万一，不孝裕润、庶母谭氏乃奉先严避至西石城祖居。乡城间隔，音讯多讹。或于炮声隐隐中，登高见烟焰际天，哗镇城火矣，先严闻之焦急而不能支。幸历时得信，系亚细亚油池中弹而燃，未几即扑灭，民居固无恙也。四月杪①，先严归自西石城②，以惊恐转徙之余，神气委顿，发言微弱异常。不孝等违定省③尚未及二旬，视先严老态已骤增倍蓰④。盖衰病至斯，忧患之来固铦⑤于锋刃矣。先严出身寒素，自奉极约，馆谷所入，仅恃笔耕，赖家慈勤俭奋励，辅相得宜，始能稍稍置恒产。每遇亲友之急难者，率倾囊无吝色。且语不孝等曰："余生平未肯浪用一文者，正为彼辈今日急难计耳。须知用而不当，纵一文之微，即为暴殄⑥。当，则虽多胡恤，汝曹其深体吾言可也。"不孝等于以知先严厚人意深而志苦，其所立言，殆几于圣矣。光复而后，家国多故，积岁损失固已不资。近则生齿日繁，生活日高，供亿频仍，责资

---

① 杪（miǎo）：一般指树枝的细梢，这里指月末。四月杪：四月末。
② 西石城：陈庆年祖居。今江苏省镇江市丹徒区辛丰镇。
③ 定省：子女早晚向亲长问安。违定省：违反定省的规矩。
④ 倍蓰：数倍。五倍为蓰。
⑤ 铦（xiān）：锋利。
⑥ 暴殄：任意浪费、糟蹋。

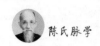

日急，出入相衡，时虞竭蹶[①]。不孝等虽力任其役不敢使先严丝毫有扰于心，顾先严乃时能微闻之，用是不仅正气日弱，且焦虑动肝，肝阳上僭[②]，脑血常充，度其势殆无日不在岌岌中也。不孝等宽慰百端，并力诫家人童妇勿再以外事闻，俾能静养。投剂以和畅心脾、益气柔肝、化痰为治。幸眠食尚可，弱象递减，情志既能无损于中，外观遂亦渐复。时南京定为首都，凡门人友好辈之入京者，间过镇一候先严起居，或下榻数日始去，旧雨情殷。其来也，固足稍慰离索；其别也，先严则黯然泣下，恋恋不胜。盖自知暮景日逼，再见之期，殊未可待耳。呜呼，果得不老之方，不孝等虽糜顶踵[③]，复何所惜乎？

【评析】此段写时局之艰难、家境之困难，及其对病人的影响。针对此，健侯等辈一方面极尽孝道，使"先严"放心养病；一方面针对病情下药，投剂以和畅心脾、益气柔肝、化痰为治。所用之药可能是：郁金、合欢皮、人参、白芍、瓜蒌皮、川贝母、龙眼肉等。

---

① 时虞竭蹶：时局艰难，经济困难。竭蹶（jué）：原指走路艰难，后用来形容经济困难。

② 僭（jiàn）：超越本分。肝阳上僭：肝阳上亢。

③ 糜顶踵：即顶踵捐糜，谓捐躯。也写作"摩顶放踵"，从头顶到脚跟都磨伤，形容不辞劳苦，舍己为人。

十七年二月，_{七孙登颐生}，先严以_{不孝裕菁}行年四十始
得一子，昔之缺然于心者已二十年，一旦得偿此愿，积
痗^①顿释，喜溢眉宇，其愉快乃非言所能喻。加以是岁
外缘不扰，得一意静养，虽音吐尚弱，而精神眠食已能
恢复甲子岁^②之旧观。日令_{不孝等}轮值读报说书一二小时，
或侍侧叙谈，以消永昼。天伦之乐融融如也。不意季秋
之间，家人数十口俱患伤风，此感彼染，周而复始。先
严遂咳甚痰滞，夜不能寐。驯致大便后倾泻白沫，累累
然若皂水气泡，数日不绝，间夹胶黏痰涎。小溲极勤，
饮食无味，脉右虚软、寸浮滑、尺空豁，舌苔黏滑殊甚。
缘先严自己丑秋大病后，肺气耗损，近则剧咳，不仅伤
肺，且延及中下焦气分，以是湿浊痰涎与虚气盘旋纠
结，致成此象。《经》曰："中气不足，溲便为之变，是
也。"因先以祛风化痰理肺为治。俟咳势大平，再以人参
叶、空沙参、川贝母、酒蒸北五味、云茯苓、生野于术、
生怀山药、生甘草、香橼皮、炙芡实肉、炙鸡内金、炙
木瓜片、苏梗、蜜炙款冬花之类，调补肺脾，宣化痰湿，
以善其后。于是饮食日增，泻沫不作矣。_{不孝等}固知其右
脉偏虚，气损未复。然一室之中，风咳流行之气正盛，

---

① 痗（mèi）：形容忧思成病。
② 甲子岁：即 1924 年，民国十三年。

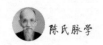

参、芪实所忌投，只有重用于术之类补中健脾，果胃力强盛，则肺气自可渐复耳。如是者久之，眠食颇安。

【评析】这一段主要写"先严"先后患伤风咳嗽、腹泻及疾病的治疗过程。

先看伤风咳嗽的辨证论治。从主证辨：季秋伤风彼此感染，咳痰不畅，睡眠不好。从兼证辨：腹泻、小便频繁（中气不足）；脉右虚软（肺、脾、命门已虚），寸浮滑（有风痰），尺空豁（肾阳不足）；舌苔黏滑（有湿痰）。脉证合参后诊断：湿浊痰涎与虚气盘旋纠结。论治：咳嗽是由伤风引起。故先祛风化痰理肺，治伤风咳嗽；待咳嗽大致平定后，再调补肺脾，宣化痰湿。这是先治标后治本之法。

处方用药：祛风化痰理肺方未写出；调补肺脾、宣化痰湿方写了出来。

所用方中人参叶有养血、补胃气、泻心火的功能。空沙参即南沙参，甘，微寒，润肺止咳，养胃生津。南沙参因中空，故又名空沙参。南沙参清肺作用优于北沙参，但养胃生津的作用逊于北沙参。人参叶配于术、云茯苓、生怀山药、炙鸡内金、炙木瓜片强胃气，祛湿，助消化。空沙参配川贝母、酒蒸北五味、香橼皮、蜜炙款冬花、炙芄食肉有润肺止咳、补肺气的作用。苏梗理气宽中，发散风寒，祛寒化湿。款冬花性味辛温，具有润肺下气、化痰止嗽的作用，《神农本草经》中记载其对"寒束肺经之饮邪喘、嗽最宜"。其气味虽温，但润而不燥，则温热之邪郁于肺经而不得疏泄者，亦能治之。故外感内伤、寒热虚实的咳嗽，皆可应用。特别是肺虚久咳不止，最为适用。所以，苏梗配款冬花专治风寒咳嗽，肺虚久咳不止。生甘草有补中益气、清热解毒、祛痰止咳、调和药性的作用。在这个方中，人参叶、于术、云茯苓、生怀山药为君，空沙参、苏梗、款冬花为臣，炙鸡内金、炙木瓜片、炙芡实肉、川贝母、酒蒸北五味、香橼皮为佐，生甘草为使。诸药共奏调补肺脾、宣化痰湿的作用。

这个药方配伍精当，君臣佐使分明，以调补肺脾为主，以宣化痰湿为辅。对痰湿用宣法。重用于术之类（人参叶、生怀山药）补中（不用参芪，因外邪未清，恐留邪）。药效明显，病者不再咳嗽，消化好转，大小便正常，睡眠良好。中气不足一般重用黄芪补中，而这里却不用，主要原因是虽然右脉都虚，但"寸浮滑"表明有风痰。腹泻、小便多，皆中气不足引起，补中后二便自然正常。

总之，这次治疗辨证细致，论治精当，治疗有序，

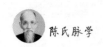

用药细腻熨帖。伤风感冒要通过四诊、八纲的辨证，灵活使用不同治方。本例为由体虚型伤风引起的一系列证候，病情复杂，采用的治法是先祛风化痰理肺、重在祛风，后调补肺脾、宣化痰湿，补法与宣法相结合。这种方法不是常法，在医案中是不多见的。

奈类中之症，在昔项强言语维艰者，近则脊柱渐倾向左侧，牵及头部，坐不能正，时需人为之扳扶。不孝裕业因是每饮泣于暗隅，盖先严之筋骨尰隤① 至斯已极，纵胃强能食，无补艰危，其形神亦何能久乎？是岁，不孝裕菁赴京就任编纂委员会委员，虽宁、镇密迩②，便于归省，然每一念及先严衰状，辄忐忑不宁，日以一得家报为慰，否则魂梦俱不能帖然。至腊月念八日，家人方碌碌备年事，家慈笑语不孝等曰："往者，星家言汝父今岁命犯冲克，恐难安度。余为之悬心吊胆，默祷于大士前数载矣。今距年关只二日，转瞬即过，谅不致再有他厄③也。"不孝等唯唯，且力致慰辞于吾母。不虞次日晨，从叔④函来，乞先严以不孝辈择一为其嗣，而内容复杂，允拒两难，童子

① 尰隤（huī tuí）：疲劳生病。
② 迩：意为距离近，与"遐"反义。
③ 厄：困苦，灾难。这里指灾难。
④ 从叔：祖父亲兄弟之子而年幼于父者称为"从叔"或"从叔父"。后世称为"堂叔"，即堂房叔父，父亲的堂弟。

无知，接函后即遽以进。先严阅之大烦虑，面赤火升，不能自持。_{不孝等}反复譬慰，先严意若少解，午餐饱食如常。少顷，先严忽极力作声，命侍病者曰："速呼_{裕业}来救吾，迟则不及矣。"家人大骇，奔至以告，_{不孝裕业}急随往，见先严头部青筋梗起如指，目紧闭不能开，面赤，额热如火。询之，则谓头涨欲裂，眩甚不支，为从来所未有云。诊脉左手浮数，空搏异常，上大下小，左尺空短如无，左寸搏大无伦，右脉空小弦缓。舌色鲜赤，苔黄腻，是复中^①候也。脑血充塞如此，有破裂在即之势，且适当午餐之后，饱食填息^②中气不能转旋，法在不治，为之奈何。因应急先进雅梨数枚，姑稍折其燎原之势。急以羚羊片、白薇、生绵黄芪、鲜生地、生杭白芍、北沙参、朱染抱茯神、钩藤钩、丝瓜络、生麦芽、生谷芽等为大剂，少佐当归须、生甘草投之。药用两罐分煎，不俟煎成，即先以羚羊角汁陆续灌服。时家人毕集，静默无声。_{不孝等}彷徨其间，时细察先严神色何若。盖深虑药力未达，而已变生顷刻也。幸头煎服毕，至子夜，络脉之隆起较平，额热亦减，诊脉右手较畅而滑，左仍浮数，寸部滑大，左尺脉复矣，心乃少定。二煎再加入鲜生地、大贝

---

① 复中：再次中风。
② 填息：充塞暖气。

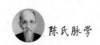

母、丹参进之。凌晨，复诊头部，青筋全平，额热亦退，惟烦躁不寐，时有谵语，目仍紧闭，不能见物，小溲甚勤。询之，谓脑部仍涨甚，脉两手带数，左寸空豁，是肝阳大降、心虚神弱之象。前方去羚羊片、丹参、丝瓜络、大贝母、麦芽、谷芽等味，加青元参、熟枣仁、霜桑叶、远志肉、柏子仁、炙木瓜片投之。虽胃气小醒，然谵烦目闭如故，小溲极短数，一日夜可百数十次，大便自遗而不自知。群谓此次复中即幸免于危，其官感灵明必益有所废矣。不孝裕业诊脉左寸于虚中又形浮滑，左尺沉滑，是肝阳虽降，而脑部残留之热血未清，终非佳象也。因以生玳瑁片代羚羊角，补以甘菊参入前法治之。一剂后谵烦不作，熟寐至晓，小溲大减。细询先严，谓头涨已减大半矣。不孝裕业于是再以前法加减，参入丹参、天竺黄、合欢皮、石决明等消息调治，约一星期后双目始开，视力如旧。先严环顾家人侍侧，不觉色喜曰："余病中尝自念，纵不即逝，恐二目失明，不复能与尔等相见，将奈何？此番病愈，诚意外也！"言次莞尔①。不孝等益举手加额，感幸不已。惟视先严腰背腿膝疲乏殊甚，小便仍勤，遂以桑螵蛸、金毛狗脊、炙鸡内金、五加皮、

———————

① 莞尔：微笑的样子。

生薏苡仁、怀牛膝、芡实肉等加入前法随症治之。不孝裕业每中夜起，侍先严侧，察其安否。盖深虑家人轮夜值者，睡魔为患，先严或致倾跌，则全功尽弃矣。幸胃纳日增，精神渐复，较之复中以前官感并未有所加损，惟面部腴润似不如前耳。

【评析】这一段是写"先严"再次中风后的抢救与治愈过程。在理法方药方面，颇有可圈可点之处。

首先，辨证全面，切脉如神。先望、问，后切脉，左手浮（虚阳外浮，气上冲）数（见于热证或虚证，此为虚证，心悸不宁），空搏异常（失血，伤阴），上大下小，左尺空短如无（肾气将绝），左寸搏大无伦（房颤），右脉空小（气虚伤阴，有肺出血可能）弦（肝阳上亢，高血压）缓（脾气虚）。脉诊合参，认为原患过类中，现因意外刺激，情绪过度激动，形成复中（再次中风），有脑血管破裂（脑出血）之势。

其次，"急则治其标"，抢救奇特有效。第一步，急进雅梨数枚。藁城传统名特产品鸭梨，亦名雅梨，味甘，性寒，《本草纲目》把鸭梨的功能注为："生者清六腑之热，熟者滋五脏之阴"。第二步，用羚角钩藤汤加减急进。方中以羚羊角、钩藤为主药。羚羊角咸寒，入肝、

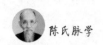

心、肺经，主泻肝火，清心肺。肝主风，开窍于目而藏血，所以羚羊角为平肝熄风之要药，可用于肝阳上亢、头目眩晕、肝风内动、惊痫抽搐等病痛。其能迅速降压，是中医常用的抢救药。钩藤味甘、微苦，性微寒，具有清热平肝、熄风止痉的功效，主治肝火上炎之头痛目赤、肝阳上亢之头晕目眩，及热盛动风、惊痫抽搐。羚羊角、钩藤二药相配共奏清热凉肝、熄风止痉之效。文中服用方法不同常法，药用两罐分煎，不等煎成，即先以羚羊角汁陆续灌服。头煎服毕，至子夜，络脉之隆起较平，额热亦减，诊脉右手较畅而滑（有痰），左仍浮数（内风仍盛），寸部滑大，左尺脉复矣（左尺主肾，说明肾气已复，这是有生机的表现），故二煎再加入鲜生地、大贝母、丹参进之。其中加入鲜生地是为了增强清热养阴的作用；加大贝母是为了清肺火，化热痰；加丹参是为了增强活血化瘀的作用。至此，抢救成功。

最后，据《黄帝内经》"缓则治其本""治病必求其本"的原则进行康复治疗。经过四次复诊，随症加减药方（也有可圈可点之处，这里从略），病人终于康复，而且没有留下偏瘫、失语、失明等后遗症，且胃口日增，精神渐复。

再次中风，即使在今天也是很难抢救的，何况在当时呢？但医者能抢救成功，首先因于医者医术高明，抢救及时，理精法密，方药对症；其次是护理精细，全家人全力以赴。俗话说"三分治疗，七分护理"。

初，钮惕生世丈来访，时先严疾初退，深以多年契阔未能一见为憾。嗣杨自荣先生来，先严气体渐复，乃能与从容笑语。自荣兄退语_{不孝}等，颇以先严之康复为慰。继庄思缄、金蘅薏两世丈先后过存，先严大喜，特延见于卧室，未能应一言。缘先严稍一凝神矜持，喉际乃如痰阻。平时于从容之间，尚可作笑语者，至此乃格不得出。退而先严语人曰："余久不见客，自审尚可略事酬对，不意竟呆若木鸡，至此亦殊可笑人也。"言下黯然若不胜悲。自先严闭户养疴十载以来，每咏孟浩然《岁暮归南山》诗以自遣，而于"多病故人疏"之句，尤低徊不能自知。盖先严笃于友谊，交游满天下。病中每忆平生知己，音讯久疏，天末故人，惟有徒增怀感耳。至是快慰于心，精神乃日趋旺朗。晚餐后就寝之前，高唱《郑板桥道情》数阕，音吐圆润，闻者皆进而为先严贺。先严亦顾而乐之。

【评析】这一段写"先严"再次中风痊愈后，亲友前来探望的情况以及"先严"的愉快心情。古人云："有朋自远

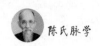

方来，不亦乐乎！"文中提到的几位是"先严"陈庆年的老同学或学生，故其自然喜出望外，心情激动，但居然说不出话来。虽经精心治疗，两度中风后没有留下失语的后遗症，平时尚能应答，但一到激动场合就呆若木鸡，无一言可对。这是中风病人常有的事，笔者曾亲自遇到过此类事。这里也从另一个侧面写出中风对人健康的严重影响。

乃至三月间①，侍疾者复以伤风不慎，染及先严。咳嗽既剧，肺气遂弱，饮食锐减，不孝裕业戚然忧之，以祛风止咳剂进，续用野于术②等补中健脾，旬日后已咳止能食矣。不意未及多日，于四月间又为他人所染。咳嗽复作，胶痰在喉，其声格格。虽努力咳出，以气机不灵，复泪然下咽。加之饮食无味，脊柱左倾愈甚。诊脉：右寸虚甚而短，且右寸上半部无脉，是肺气虚竭已极，至可虑也。法宜重剂补气，然风邪深入夹痰胶结，万无骤用参、芪之理。筹维至再，因思西药强心救急诸针，颇能裨益肺气，

---

① 三月间：指民国十八年农历三月间，即公历 1929 年 4 月间。

② 野于术：野于术是产于浙江於潜、吕化、天目山一带的野生白术，一名为"天生术"。该种商品现已绝迹（民国时期尚有）。现售之于术，系将新昌的白术种子播种在於潜山区的栽培品，折断面黄白，有黄色放射状纹理，气清香，甜味强而辣味少。一般认为於潜白术的品质较新昌白术佳。其味苦、微干，性温；可补脾，益胃，燥湿，和中，安胎；治脾胃气弱，不思饮食，倦怠少气，虚胀，泄泻，痰饮，水肿，黄疸，湿痹，小便不利，头晕，自汗，胎动不安。

固为不孝裕业临诊所习用者，然于类中肝阳亢进之质，又非所宜。无已，仍以轻清补脾、祛风化痰之剂治之，药如人参叶、空沙参、生野于术、云茯苓、生甘草、生怀山药、苦桔梗、川贝母、蜜炙远志肉、甜杏仁、百部肉、苏梗、蜜炙紫菀、款冬花、野百合、酒蒸北五味、炙木瓜片、生麦芽、生谷芽、黑枣等，少佐北细辛二分，加减出入为剂。虽苏子、前胡之类均避去不用，惧其降肺也。二剂后，咳畅。去细辛，陆续调理，约一星期，咳嗽大平，痰吐渐活，且饮食颇增。细察右寸上半部已有脉，并不空弱，惟较他脉仍形稍短耳。时先严忽觉畏药，坚欲暂停数日。不孝裕业以右寸脉复八九，勉徇其意，拟稍缓再图善后，固不虞势之骤变也。三日以来，精神饮食日形痊可。

【评析】这一段写"先严"因外感而咳嗽及经治过程。医者在辨证诊断与用药处方上颇有特色。

脉诊：右寸虚甚而短，且右寸上半部无脉。右寸主肺，虚甚而短，即短而无力，主肺气损。右寸上半部无脉，表示肺气虚到极点。脉诊合参，决定治法为：轻清补脾、祛风化痰。

针对此，按常规应重用人参、黄芪，但因痰胶结，不易咳出，即不宜用。改用人参叶、空沙参、生野于术

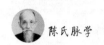

来补气。痰咳不出，一般常用苏子、前胡来温散，但考虑到病者肺气已虚极，此二药也不宜用。因为苏子除痰降气，虽有止咳定喘、润心肺、治胸闷气逆的作用，但亦有降气的作用，于病人不宜。前胡可宣散风热，消痰，治风热头痛、痰热咳喘、呕逆、胸膈满闷，但也有下气作用。《药性论》载前胡："去热实，下气，主时气内外俱热。"苏子、前胡二药都有降气的副作用，故不用。北细辛，为马兜铃科植物，是一种带剧毒的中草药。其功效为祛风、散寒、行水、开窍，可治风冷头痛、鼻渊、齿痛、痰饮咳逆、风湿痹痛。常用量一般不过一钱（3克），故文中只用"二分"少佐之。《神农本草经》将之列为上品。其在方中的作用是祛风、散寒、行水、开窍，并起药引子的作用。本方中轻清补脾助消化的药有：人参叶、空沙参、生野于术、云茯苓、生怀山药、炙木瓜片、生麦芽、生谷芽、黑枣。祛风化痰的药有：云茯苓（去湿痰）、苦桔梗、川贝母、蜜炙远志肉、甜杏仁、百部肉、苏梗、蜜炙紫菀、款冬花、野百合、酒蒸北五味、北细辛。协调二者的药是生甘草。两剂后，病人能顺利咳出痰来。二诊：去细辛（细辛有毒不宜常用；病人现已咳畅，故不需用），陆续调理，约一星期。由于用药精当熨帖，轻清补脾与祛风化痰相结合，疗效明显。不久病人咳嗽大致平定，而且胃口增强，只是肺气仍较弱。

同年六月二日^①傍晚，家人以鲕鱼面进。先严食之而甘，遂有兼人之量，且语人曰："余今日食面极舒适，入吾心坎矣。"闻者欣然，晚餐复进粥二碗。后乃有人告_{不孝裕业}以先严晚食面量特多者，_{不孝裕业}觉非高年所宜，并切嘱侍疾者后宜审慎。子夜后，_{不孝等}犹徘徊先严卧榻侧者久之。细察先严神色颇佳，鼻息停匀，心乃稍安。就寝后于天色微明朦胧间，忽闻家慈大声唤_{不孝裕业}曰："速起，汝父睡中痰鸣矣。"_{不孝裕业}大骇跃然起，疾奔至先严卧所。见先严已为家人抱扶坐榻边，目闭口张，体温如常，神色无他异形，似熟寐，大声唤之不应。惟间作呃逆，每呃则肢体跳动，喉际若有痰鸣。询之轮值者，则半句钟前犹从容话语也。诊脉滑急，一息十数至，乱而无序。意其食厥^②，因急以铔水瓶^③近鼻端，不少醒，只作吐气声，唇色转红。家人方以为望苏。忽唇色骤变枯白，吐气不作。按脉弦小异常，渐至如无续。以白汤调稀涎散^④，姜汁灌之，下咽汩汩有声；更以鹰翎一支，深探喉内，屡试曾无少动。抚

---

① 六月二日：指民国十八年农历六月初二，即公元 1929 年 7 月 8 日。

② 食厥：暴饮暴食而致食积内停、气机阻塞引起的厥证。

③ 铔（yà）水瓶：可能即今之氧气瓶。

④ 稀涎散：涌吐之剂，主要成分是猪牙皂角，主治痰涎壅盛、气闭不通。医者多用此先开其关，令微吐稀涎，续进他药。

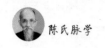

之，已脉停气绝，竟弃不孝等而长逝矣。

【评析】这一段详写"先严"病逝前和病逝时抢救的情况。《黄帝内经》云切脉"以决生死"。健侯诊得父亲脉滑急，一息十数至，乱而无序。滑，主痰食阻塞，影响呼吸，有窒息可能。急，不仅表示脉极快，而且表示脉的神态急。脉的神态是脉象的本质。脉的神态急，主病危重和死。《诊家枢要·脉阴阳类成》曰："疾，盛也，快于数而疾，呼吸之间脉七至。"急脉主热盛阳极，亦主亡阴、亡阳。现已一息十多次，乱而无序，由此可见情况已万分危急，所以赶紧全力抢救。

健侯的救治有两大特点。一是快速诊断，根据主证与兼证，特别是脉诊，很快诊断为食厥（根据下文所说，既无内闭又无外脱之象，且健侯肯定已排除了中风可能）。清代林珮琴在《类证治裁》中说："厥者尽也，危候也。"又说，食厥，是由于吃得太多，食填胸中，胃气不行，突然厥逆，致人昏迷不醒。二是快速抢救：①急以钡水瓶近鼻端，补充氧气；②以白汤调稀涎散，姜汁灌之，以化痰，畅通呼吸；③以鹰翎一支，深探喉内（催吐）。《类证治裁》中说："食中……误作中风、中气治，必死。姜盐汤探吐，食出，则愈。"言外之意是，食不出，则死。由于屡次催吐没有一点动静，所以结果是"脉停气绝"。由此可见，医者的抢救是符合中医规范的、及时的，但最后还是没能成功。这也许与当时的医疗条件有关，也与病人中风十年、体弱多病、抵抗力差有关。

呜呼痛哉，先严此症，以言内闭①，则牙关未紧，手足不厥，面色如生；以言外脱②，则上无喘汗之变，下无溲便之遗，何遽撒手长辞乎？岂先严当十数载大病久病之后，元气渐竭，乃如无膏之炧③，倏然熄灭，无疾而终耶。抑大限之来，天心不可测欤？呜呼痛哉！不孝等枉为人子，既不能预防先严衰疾于无形之先，复不能疗治于已形之后。而不孝裕业侍疾十载，徒以先严深信不移，坚决未肯易一医，以致一旦溃决，无所措手，则尤抱恨终天，百身而莫赎矣。泣血椎心，悔痛何及，只以慈亲在堂，遗著待刊，窀穸④未安，不得不腼颜视息⑤，勉襄大事。

至先严一生行谊，谨别具述略，质诸当世立言君子，

---

① 内闭：指中风闭证。症见猝然口噤目张，两手握固，痰壅气塞。

② 外脱：指中风脱证。闭证和脱证共同点：不省人事。不同点：闭证是实证，表现为牙关紧闭，口噤不开，两手握固，大小便闭，肢体强劲；脱证是虚证，表现为目合口开，鼻鼾息微，手撒肢冷，多汗不止，二便失禁，肢体瘫软。

③ 炧（xiè）：残烛。

④ 窀穸（zhūn xī）：有墓穴、埋葬、逝世之意。

⑤ 腼颜视息：苟且偷生之意。腼颜：厚脸皮。视息：只能用眼睛看，用鼻子呼吸。

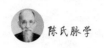

备采择焉。苫块^①昏迷，语无伦次，伏惟矜鉴^②。

武
菁
棘人^③陈裕　　　　　　泣血稽颡^④
业
润^⑤

【总评】本文详细记述了陈健侯（裕业）给父亲陈庆年治病的经过，时间跨度达十年之久。病类有腹泻、肝阳上亢、中风、风温、伏暑与阴疽、复中、外感咳嗽、食厥、临危抢救，等等。

从这些医案中，我们不难看到陈健侯先生治病的特点，其真正做到了辨证论治，尤其突出了运用脉诊疗疾的详细思路。

---

　　① 苫（shān）块：亦作"苫条"，为"寝苫枕块"的略语。苫：草席。块：土块。古礼，居父母之丧，孝子以草荐为席，土块为枕。

　　② 矜鉴：怜悯体察。

　　③ 棘人：后人居父母丧时，自称"棘人"。

　　④ 稽颡（sǎng）：古代的一种礼节，屈膝下跪，双手朝前，以额触地，表示极度的虔诚。后世称为"五体投地"。出于《仪礼·士丧礼》。

　　⑤ 菁业武润：即陈庆年长子陈裕菁，次子陈裕业，三子陈裕武，四子陈裕润。

附：医案拾零

陈健侯先生系江苏镇江名医，尤精脉学，切脉决生死绝非虚言。下面是其几则医案。

案例一 抗日战争之前，某女，二十余岁，形貌美丽。自诉：经常坐立不安，浑身不舒，心情烦躁。陈视其面，面若桃花，脉脉含情。切其脉，脉郁，仿佛在黑巷中摸壁而行。这种脉象极为少见。细询其家人，知其丈夫早逝，该女受封建礼教束缚，进入了"完节堂"，强压春心，酿成此病。此病即中医"百合病"，属神志病类，即今之"性苦闷"是也。陈予逍遥丸加合欢皮、野百合，让其服用，并劝其家人允许其改嫁。不久，此女痊愈，后改嫁，对陈感激不尽。

案例二 中华人民共和国成立前，有一姑娘与邻里一小伙子青梅竹马，长大后，姑娘情窦初开，爱上了小伙子，但她的母亲坚持不肯。姑娘不由相思成疾，睡不着，吃不香，时低热，周身无力，请陈诊治。此女两手脉俱弦，且弦出寸口，向鱼际方向发射。陈问其母亲："你可要女儿命否？"其母答道："怎能不要？请医生救女儿一命！"陈说："既要之，则要遂其愿！成全其好事。"母默然许诺。陈开合欢皮、香附、百合、生地黄、山药、

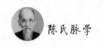

石斛等。服五剂后，姑娘脸有红彩，神色足，对答如流，不久即如愿完婚。

案例三 某厂一女工，身材矮小，年过三十，不孕，前往就诊。陈为其切脉，见其脉细如蛛丝，便云："服药无用，系子宫发育不全。乳房必干瘪，房事无阴水。"此女工连连点头。陈用语安慰之："若在十三四岁时来就诊，可望治愈，现已到中年，服药也难怀孕了。但服一些中药，可望阴水增加，得房事之乐也。"女持药方，千恩万谢而去。

案例四 某女佣，四十多岁，前往就医。陈切脉，发现其脉左尺是弯脉，颇感奇怪，云："你的子宫怎么歪了？"该女很吃惊，吐露真情，先前上节育环五六年，取环时，医生稍不留意，把子宫带歪了，当时医生即说道："子宫带歪了，不用上环了！"想不到陈切脉如此之神，感叹不已。

案例五 有一妇女，三十多岁，月经已两个多月未至。某厂医断为怀孕，开堕胎药。女慕陈医名，前往请陈医治。陈切脉弦涩，断为肝气不舒。细询之，原来此女与丈夫生气，不愿同房，丈夫迫之，则勉强同房而生此症。陈断定并非怀孕，嘱用红花 10 克冲逍遥丸服用，女服三剂而愈。

陈登临医案

尤志心按：陈登临医案大多遗失，本书收录的十个医案是从其幸存医案中筛选出来的。为便于读者理解其中的诊疗思路，尤志心在医案后进行了评析，并请江苏淮安名医、主任中医师沈达荣审阅。

甘温除大热

王某，男，刚退休，住镇江王家巷，因持续发热头痛，在某医院每天静脉滴注抗生素和激素治疗，长达十余天，无效。后经人介绍来我处就诊。切其脉，脉轻按洪大，重按虚软无力，右关脉不仅虚软无力且有下垂感。根据脉象，断其有胃下垂。病人说做过胃镜检查，确有此病。我又观其舌，其舌质淡、苔白，面色㿠白，说话时微喘。脉证合参，这是外热内寒之证，病人因气虚而

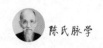

发热。热是虚热。宜用甘温之剂益气升阳，兼泻虚火。处方：党参30 g，炙甘草10 g，生白术15 g，云茯苓15 g，当归10 g，陈皮8 g，柴胡10 g，葛根6 g，升麻3 g，生姜3片，大枣3个。

服3剂，热即退。虚热虽退，但脾胃仍虚弱，非一日能愈。嘱其常服四君子丸和补中益气丸（上午服补中益气丸，下午服四君子丸）。月余，病人来诉胃口大开，胃镜检查结果显示胃下垂也治愈。

【评析】脉轻按洪大，重按虚软无力，以右关为甚，右关主脾胃。由此可见脾气亏虚，中阳不足，虚阳外越而发热。所以，用了党参、白术、茯苓、甘草，即四君子汤，助阳补气益中；加陈皮，则为异功散，理气助消化；加柴胡、升麻、葛根，升阳清虚热；加当归，补血活血。气为血之帅，血为气之母。气虚者必血虚，补气者必补血。生姜、大枣温中和脾。李东垣云："《经》曰：劳者温之，损者温之。盖温能除大热，大忌苦寒之药泻胃土耳。今立补中益气汤。"甘温除大热，后来成为中医特有的一种治疗方法。所谓"大热"，是虚热，其热并不高，从临床实践来看，多为低热。甘温之剂除热，不仅限于用补中益气汤，诸如小建中汤治疗虚劳阳虚之发热，当归补血汤治疗血虚阳浮之发热，四逆汤治疗阴盛阳浮之发热等，也是甘温除大热法的运用。

外寒内热

戴某，50余岁，经人介绍来诊。主诉：恶寒，夏天还要盖棉被，但仍感冷，经多方治疗不愈。问得病由来，云因外出谋事，长途跋涉，汗出后宽衣，哪知风寒入侵。回家后即恶寒，盖厚被还觉冷，自饮生姜葱白汤，无效。后来虽经医院治疗，仍不得愈。切其脉，脉浮紧，以右寸为盛，左关弦。脉象显示外寒内热，内有积滞；左关弦，肝郁。又问其二便，答小便黄，便秘。观其舌，质红、苔厚腻少津，自感口苦咽干。脉证合参，断为外寒内热，寒包火，外有风寒，内有积滞，表里俱实。宜解表通里，清热解毒，疏肝理气。处方：防风10 g，荆芥10 g，麻黄10 g，连翘10 g，薄荷6 g，栀子10 g，黄芩15 g，白芍8 g，香附10 g，桔梗10 g，玄参8 g，大黄10 g，麦门冬6 g，川芎10 g，当归10 g，石膏20 g，滑石10 g，生白术12 g，太子参10 g，制半夏8 g，生姜3片，甘草6 g。服5剂而愈。

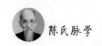

【评析】浮脉表明有风；紧脉来往弹指，表明有寒痛宿食；浮紧为外有风寒，内有积滞。左关脉主肝，脉弦表明有肝郁，久病必郁。医者从脉象已觉察其外有风寒，内热积滞，又问其二便，观其舌，脉证合参，才断为外寒内热，寒包火。方剂中麻黄、防风、薄荷、荆芥、生姜祛风解表；大黄、滑石泻火通二便；因肠枯少津，故又加麦门冬、玄参润肠通便，让体内淤积的火气从二便排出；石膏、黄芩、连翘、桔梗、玄参降三焦之火；香附、白芍疏肝理气；制半夏化痰；川芎、白芍、当归、生白术、太子参活血补血，健脾益气，增强人体正气；甘草调和诸药。组方虽大，但是大而有序，分工协作，有通、有泄、有补，各司其责，表里、气血、三焦通治，故疗效卓著。

咽喉肿痛

杨某，38岁，上海人，咽喉肿痛多年，苦不堪言，多方求医而不效。经亲戚介绍，于2008年5月来就诊。观其喉，红肿明显，干燥而痒，有痰。问以前服用药，西医无非抗生素、维生素治疗，中医大都用清热解毒法治疗，药用桔梗、射干、金银花、皂角刺之类，也有配以玄参、沙参等养阴之品的。虽然有时好转一点，但不久便复发，如此反反复复已有多年。观其舌，舌红无苔且有裂痕；切其脉，脉浮，左尺浮大，重取或涩。此阴虚阳浮结于其上也，不可作实证治，用清热解毒类非但无效而且有害。宜滋阴潜阳也。开方如下：熟地30 g，山萸肉15 g，山药30 g，生牡蛎（先煎）20 g，丹皮10 g，肉桂6 g，泽泻10 g，白茯苓15 g，麦门冬10 g，五味子5 g。服10剂后，红肿明显消退；继服5剂，红肿全消。嘱常服麦味地黄丸以巩固疗效。

【评析】咽喉肿痛是常见病，大都是实证，用清热解毒类药物或辅以养阴药可治愈。但本病例是虚证。"脉浮，左尺浮大"，轻取而得为浮，左尺主肾，又"舌红无苔且有裂痕"，表明肾阴虚、虚阳上浮。"大"为应指满溢，倍于寻常。大，分有力、无力两种，这就要靠重取来区分。本案"重取或涩"，"或涩"即有时不通畅，表明是肾阴虚，精伤。所以本案咽喉肿痛的原因是阴虚阳浮结于其上。治法是滋阴潜阳。

所开方子是麦味地黄汤加味。麦味地黄汤是六味地黄汤加麦门冬与五味子组成的，其作用是滋肾养肺。在此基础上加了牡蛎，不仅滋阴且有潜阳作用，可以使上

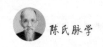

浮的虚阳下潜。方中还加了一味药肉桂，为何在滋阴药中加此药？古人云："孤阴则不生，独阳则不长。"阴阳是互生的，是相反相成的。肉桂在此起引火归原的作用。

偏头痛

熟人张某，带其子来诊。子现年 12 岁，读书用功，常偏头痛（后头偏左），百治无效。视其脸色㿠白、形瘦、舌淡白少苔，切其脉滑数而濡。此痰火为患也。宜燥湿化痰。开方如下：制半夏 10 g，橘红 10 g，云茯苓 8 g，炙甘草 3 g，当归 5 g，白芍 10 g，川芎 5 g，柴胡 5 g，白芷 5 g。服 3 剂，头痛趋好，但还时痛时好。细切其脉，两尺濡弱滑数，似有遗精之嫌，细问其详。少年脸红点头，原来他喜看色情小说，染上了手淫恶习。我好言相慰，劝其看健康向上的书籍，多锻炼身体，耐心服药，一定能愈。开方如下：前方去柴胡、川芎、白芷，加怀山药 10 g，枸杞子 10 g，炙龟甲（先煎）10 g，煅牡蛎（先煎）10 g，芡实 10 g，蔓荆子 10 g，生于术 10 g，太子参 10 g。服 5 剂而愈。医嘱自重，常服芡实、山药粥，以巩固疗效。

【评析】医者从切脉疑其有隐私，找到了病因。偏头痛一般为痰火为患，常用二陈汤加味治之。本案病人脉濡弱而滑数，说明不仅有痰火，而且肾阴亏损，故在二陈汤中加入补阴潜阳敛精之品。处方面面俱到，且针对性强，故药效明显。

咯血

罗某，男，72岁，武术爱好者。自诉：旬前，与友推手，不慎倒地，当即吐鲜血三口。急服云南白药胶囊，血即止。下午，到某大医院呼吸科就诊，医生要其做CT检查，哪知机器出故障。医生让其第二天上午再来拍片。未开药，只嘱咐多小心，怕再咯血。晚上10点多钟，突然大口喷血。用救护车送至某三甲医院急诊科抢救。急诊科发出了病危通知单，但经一个多小时的抢救终于转危为安。住院呼吸科，做了各种检查，根据CT检查认为是支气管扩张所致。用了抗生素、化痰药和多种止血药，仍咯血，一天十多次。后用垂体后叶素，有效，但一天仍有三五次咯血。患者有肺结核史，疑肺结核复发。又把其血送南京做了T细胞斑点试验（T-SPOT），结果有一项指标为阳性，但三次做痰液细菌培养均为阴性。

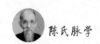

结论是：可能是结核性支气管扩张。医生说如果再咯血，就只能动手术了。病人怕动手术，坚决要求出院，医院同意了，并建议到肺科医院做进一步检查。但病人没有直接到肺科医院，而是通过亲戚介绍找到了我。观其舌，舌淡红有散见性紫点；切其脉，脉细涩，右寸为甚。此内伤也，瘀血未净。宜活血逐瘀，养肺止血。处方：大生地 10 g，北沙参 10 g，百合 10 g，川贝母 10 g，百部 15 g，西洋参 10 g，煅牡蛎 15 g，鸡内金 10 g，山楂 10 g，花蕊石 10 g，麦门冬 5 g，三七 10 g。2 剂。服第 1 剂后，深夜子时咯出黄豆大的一个血块，顿感轻松许多；服第 2 剂，晚咯出一小块，比前一晚的小多了。

二诊：咯出的血色转淡，舌淡红，散见性紫点减少，脉象好转。处方：仙鹤草 20 g，白及 10 g，北沙参 10 g，麦门冬 5 g，紫珠叶 10 g，藕节 15 g，百部 10 g，蜜紫菀 10 g，阿胶 6 g，生白术 10 g，生甘草 5 g。5 剂。服至第 3 剂咯血止，咳嗽好转。

三诊：舌上紫点全消，脉已流畅，但仍细数。宜养阴清肺，止咳化痰。处方：百部 15 g，北沙参 10 g，麦门冬 10 g，天门冬 10 g，大生地 10 g，蜜紫菀 10 g，百合干 10 g，生于术 10 g，云茯苓 10 g，炙甘草 5 g，西洋参 10 g，广陈皮 5 g。冲服：白及粉 2 g，川贝粉 2 g。

四诊：服上方 3 剂，病情进一步好转，但饮食仍不香。左关弦，右关无力。原方加健脾柔肝药：西洋参 10 g 改为党参 10 g，加鸡内金（后下）10 g、杭白芍 10 g、橘红 10 g。4 剂。主治方向：化痰止咳，清肺养阴，杀结核菌，兼调气血，健脾柔肝。

五诊：症状已趋平稳，宜用丸散图治之。北沙参 30 g，麦门冬 30 g，天门冬 30 g，矮地茶 30 g，百部 30 g，川贝母 20 g，百合干 20 g，研末，装入 0 号胶囊，每次 4 粒，每日 3 次。后为了省事，用矮地茶、百部、川贝母、西洋参研细末，加水煮沸，加入养肺清阴膏或二冬膏服用。医嘱：年已古稀，不宜再搞对抗性技击，平时多吃养肺食物银耳、百合等。

【评析】本案是我亲眼目睹的。当时陈医师根据脉诊（细涩而不是细数），痰中血不是血丝、不是鲜红色（陈医生后来跟我说的），无盗汗，手心不发热等判断不是结核性的支气管扩张形成的咯血，而是内伤形成的，建议病人到传染病医院肺科做进一步检查。后来病人做完 CT 检查后带着片子到某传染病医院请专家看片子，专家仔细看了片子后认为肺上阴影是结核的陈旧斑痕；至于支气管扩张，也不太明显，属轻度，不见得是因支气管扩张导致的咯血。病人家属还不放心，又到同济大学附属上海市肺科医院请专家看片子，结论也是陈旧性结核斑。至于T-SPOT阳性，只能说明病人曾经感染过结核杆菌，不能仅由T细胞阳性来论断结核活动而引发结核性支气扩张。这是因为如果曾感染过结核杆菌，T淋巴细胞会形成免疫记忆细胞，T-SPOT会出现阳性反应。自此，陈医师"切脉如神"的美名被传开，甚至有人给他起了个"陈半仙"的绰号。但在本案处方时陈医师仍考虑到肺结核的治疗，如止咳化痰药中用百部等杀菌药；也考虑到支气管扩张因素，如用百合、川贝、牡蛎等。所开方考虑全面，重点突出，效果卓著。此案距今已十余载，病人未再咯血。

痛风

陈某，女，75岁，族人。春节后的一天晚上，病人突然感到右脚大趾疼痛，几天后右脚背、脚踝，以至小腿都肿起来了，疼痛厉害，行路不便，故前来就诊。询问知两便正常；视见舌质暗红有瘀点、苔薄白；切其脉弦，右尺脉紧涩。此痛风也，是湿热下注、瘀血阻络、尿酸增高所致。但她却说去年刚体检过，尿酸并不怎么

高。我让她回家把体检报告拿了过来。报告显示：尿酸
432 μmol/L，与报告上的正常参考值（208～428 μmol/L）
比较，只高出 4 μmol/L。我说报告单上是男性的正常参
考值，女性的正常参考值上限是 357 μmol/L，按这个参
考值她的尿酸值已超过 75 μmol/L。我还说根据脉诊，可
诊断两小腿血管硬化，血脉不流畅，甚至可能有静脉曲
张，建议她到别的医院复查一下。

　　病人到了另一家医院，一位主任医师为她做了双
肾和小腿部的 B 超检查，结果显示：双肾无明显异
常，右侧下肢浅表静脉轻度曲张，双侧下肢动脉粥样硬
化。血液生化检查结果显示：肾小球滤过率评估值偏低
（57.37 ml/min）；尿酸 435 μmol/L，所示正常参考值是
89～357 μmol/L。尿酸高出上限 78 μmol/L。病人叹我
切脉真准，请求为她开方。脉证合参，我认为是湿热下
注、瘀血阻络、尿酸增高所致。宜清热祛湿，利水消肿，
降尿酸。处方：绵黄芪 10 g，云茯苓 10 g，防己 10 g，
泽泻 10 g，红花 10 g，桃仁 8 g，鸡血藤 10 g，怀牛膝
5 g，威灵仙 20 g，江枳壳 6 g，赤芍 6 g，川芎 5 g，车
前子（布包）10 g，生白术 10 g，生甘草 3 g。服 2 剂后，
腿肿略消退，疼痛减轻，但有腹泻现象，每日 2～3 次。
视其舌，质淡苔白厚。右关脉沉细。老年人脾胃虚弱，

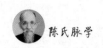

不胜偏寒药力，故出现腹泻现象。处方：前方去防己和泽泻，加薏苡仁 15 g，绵黄芪改为 15 g，生白术改为炒白术。服 2 剂后，反应良好；令其继续服用一周。

再诊：腿肿全消，脚疼已止，二便通畅，眠食正常。原方中加入山药 20 g、枸杞子 10 g，以补肾固本，增强肾小球滤过率。

医嘱：①坚持多喝开水，一天 1800 ~ 2000 ml；②少吃或不吃嘌呤含量多的食品，如红肉、豆类（主要是黄豆、黑豆）及其制品、海鲜、菌菇等；③要保证一定的营养，可吃鸡蛋、牛奶、黑芝麻、西红柿、黑木耳等；④食疗方：大米、薏苡仁、怀山药、百合等量，煮粥服用；⑤适当运动和晒太阳。

两个月后复查，尿酸已降至 350 µmol/L，肾小球滤过率也上升至 90 ml/min。脚肿全消，关节疼痛未发，行走如常，已达临床痊愈。嘱其继续注意食疗。随访两年未复发。

【评析】痛风与心、肾或肝有关系。本病例与肾有关，根据是：①尿酸偏高，肾小球滤过率偏低；②疼痛是从大脚趾开始的。有的人尿酸即使高出标准很多，也可能没有症状，但有的人稍高就会有症状。本病患者只高出 78 μmol/L 就出现了一系列症状：腿疼脚肿，走路不稳。这与患者年事已高、肾小球滤过率偏低有关。肾小球滤过率偏低，尿酸排泄能力就差，尿酸的结晶就会沉积下来，而大脚趾是全身血管最低处，故尿酸结晶首先沉积在大脚趾的血管里，引起大脚趾疼痛，进而引起脚背疼痛和水肿。陈医师主要根据脉象来确定的。切其脉弦，两尺脉紧涩。弦脉不仅是肝胆病的脉象，也是诸痛的脉象。患者脚趾、脚背痛，说明脉证是相符的。两尺脉主肾，左为肾阴，右为肾阳。两尺脉紧涩，说明有瘀阻，血液不流畅，或有静脉曲张。此诊断由 B 超得到了证实。

医者脉证合参，确诊为湿热下注、瘀阻经络、尿酸高所致的痛风，以化湿清热、活血化瘀、降尿酸为治病思路，活用血府逐瘀汤。血府逐瘀汤原方：当归、生地、牛膝各 10 g，红花、桃仁各 12 g，甘草、枳壳、赤芍各 6 g，柴胡 3 g，桔梗、川芎各 5 g。此方由清代王清任创立，由疏肝理气的四逆散合活血化瘀的桃红四物汤加减而成，是行气活血的代表方，见于《血证论》。它的特点是气血兼顾，攻补兼施，活中寓养，升降同用。王氏原用于膈膜以上的血府病症。后人根据《素问》"脉者，血之府也"的论断，把此方的运用范围扩大了，用于治

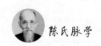

疗血液循环方面的病症，故也可用于治疗痛风。所开方中，黄芪配茯苓、防己、泽泻，利水渗湿祛水肿，车前子利尿、降尿酸。威灵仙，现代医学已证明有促进尿酸排泄作用。威灵仙配红花、鸡血藤、桃仁、川芎，有活血化瘀、祛风湿、退肿止痛作用。牛膝引药下行，利关节。生甘草调和药性。江枳壳配白术有健脾理气祛湿作用。待水肿基本消退后，又加入补肾的山药、枸杞子，增强肾功能，提高肾小球滤过率。医者辨证准确，用药得当，先治标后治本，降补结合，再配合食疗，取得了明显效果。

心脏病

罗某，女，72岁，患有心力衰竭，兼有重度传导阻滞，住院一年余，西医用阿托品抗传导阻滞治疗，病情反而日益加重，故医生让病人家属准备后事。应病人女儿所邀，本人前往诊治。见病人躺在床上呻吟着，已骨瘦如柴，眼神呆滞，神志慌张，如发精神病般。认真切其脉，脉结代，心动悸；观其舌，红赤如火。此证由阴虚不能荣养心血、气虚不能通心脉所致，宜益气滋阴、补血复脉，于是以炙甘草汤加减拟方：炙甘草20g，上党参30 g，大生地20 g，阿胶10 g，麦门冬15 g，大枣5枚，桂枝6 g，生姜5 g，紫丹参20 g，肥玉竹10 g，干蟾皮2 g。病人连服3周，精神面貌焕然一新，脉结代消失，趋于正常。对原方略加增减，病人服几月而痊愈。

【评析】炙甘草汤是《伤寒论》中的名方，功效是益气滋阴、补血复脉，主治脉结代、心动悸、体羸气短、舌光色淡，现代临床用于心律不齐、期外收缩、冠心病等。很多医家把脉结、代放在一起论述，因为二者都为间歇脉，但结与代是有区别的。结脉是止无定数，也就是说它的间歇是没有规律的；而代脉是止有定数，也就是说它的间歇是有规律的。结脉表示气血凝滞，代脉表示脏气衰弱。患者的脉象与炙甘草汤主治的脉象是基本相同的，但舌苔明显不同。患者的舌不是舌光色淡，而是红赤如火，说明不能完全套用原方。医者的方法是减少桂枝、干姜的分量，加重了滋阴药的分量，并增加了肥玉竹，以增强滋阴强心作用。由于患者传导阻滞严重，所以用了紫丹参和干蟾皮，现代医学已证明，此两味药通心活络作用明显。患者对医者信任，坚持长期服药，也是治愈的原因之一。

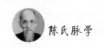

贲门局部黏膜高级别上皮内瘤变等

华某，男，退休教师，71岁，2008年10月、11月分别在镇江市第一人民医院和江苏大学附属医院经胃镜检查确诊为：贲门局部黏膜高级别上皮内瘤变、胃窦轻度慢性活动性萎缩性胃炎、胃窦部分腺上皮呈腺瘤样增生伴轻中度异型、Hp阳性。医生建议尽快手术，摘除可能癌变的部分。患者不愿手术。医生说Hp阳性可治，但其他病可试找中医治。医生用三联疗法（奥美拉唑、克拉霉素、阿莫西林）治疗失败后改用四联疗法（加了复方铝酸铋）治疗，Hp终于转阴，从而消除了致癌因子。然后患者来找我治疗其余的病。患者诉饭后胃胀闷难受已有数月，观其舌淡白、苔白腻，切其脉右关沉细无力、左关弦、两尺虚细，问其二便知大便溏泄、尿频尿急、夜尿多。此脾肾两虚，而肝木火旺克脾土，已有癌变趋势。需补脾益肾疏肝，防癌变。开方如下：上党参20 g，生白术10 g，云茯苓10 g，炙甘草6 g，杭白芍12 g，江枳壳6 g，木蝴蝶8 g，六神曲10 g，怀山药20 g，生薏苡仁30 g，广陈皮6 g，海螵蛸15 g，川郁金10 g，肿节风30 g，菟丝子15 g，覆盆子10 g，麦门冬6 g，川贝粉（冲服）3 g，蜈蚣粉（冲服）3 g。另服中成药胃复春片和胃乐宁片。

服用汤药 10 剂后，病人诉胀满减轻，消化功能也好转。上方去蜈蚣粉、六神曲、木蝴蝶，加蜀羊泉 10 g、石见穿 10 g、卷柏 6 g，麦门冬改为 8 g。

经过 6 个月的治疗及休养，相关检查结果表明取得了显著的疗效，但患者仍有贲门炎、胃窦炎、食管炎（食管炎是这次才发现的），及贲门、胃窦、食管三处轻度异型增生。慢性萎缩性胃炎和异型增生是很难治愈的，仍有癌变的可能，所以必须继续治疗与休养。

2009 年 9 月，患者因呃逆并有噎感做了胃镜检查，病理检查结果表明贲门有所好转，但胃窦病情依然，食管病情略有加重，故治疗重点是食管炎。观其舌有瘀点，说明食管有瘀血；脉诊弦涩。脉证合参，开方如下：潞党参 15 g，紫丹参 15 g，生薏苡仁 15 g，川贝母粉（冲服）1 g，威灵仙 6 g，急性子 3 g，玫瑰花 5 g，砂仁（后下）3 g。7 剂。此方从启膈散化裁而来。从脉象看病人血压不稳定，故改北沙参为党参，以调整血压，威灵仙配急性子可扩张食管、防癌变。服完 7 剂后，患者没有再呃逆过。

医嘱：①坚信病能好起来；②少伏案，少用电脑（以防辐射）；③坚持服中成药胃复春片、胃乐宁片、参

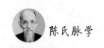
苓白术丸（大便干结时不能服）；④有条件的话，适当服用保健品，如牛初乳冻干粉、破壁灵芝孢子粉、沙棘原浆、硒酵母片、益生菌等；⑤养胃，胃病主要靠养，食疗非常重要，要少吃多餐，多吃薏苡仁、猴头菌菇、山药、小米等，还可常服黑芝麻粉（尤其泛酸时服用）；⑥适当进行体育锻炼，如走路、打太极拳等。

患者遵嘱而行，十余年后仍比较健康地活着，饮食正常。

【评析】贲门局部黏膜高级别上皮内瘤变是癌前病变，但治疗恰当就有可能防止癌变。这一病例充分说明了这一点。

医者除了参考胃镜报告外，还重视中医四诊，特别是脉诊。病者主诉时只讲胃的症状，但医者切其脉发现右关沉细无力、左关弦、两尺虚细，右关沉细无力说明脾气虚、脾阳不振，左关弦表明肝郁不舒克脾土，两尺虚细说明肾精不足。肾精包括肾阴与肾阳，肾阴为水，肾阳为火。火不旺不能生脾土，脾土反过来又克水，结果导致脾肾互损。患者在主诉时并没讲到肾的症状，但医者从脉象发现了这个问题，于是问患者二便，患者说夜尿多、尿频尿急。这样一来脉证就合一了。所以在所开中药方中，重点用党参、茯苓、白术、甘草四君子，加山药、神曲健脾补气，白芍柔肝，郁金、陈皮、枳壳、木蝴蝶疏肝理气，覆盆子、菟丝子、海螵蛸等补肾精，海螵蛸固精缩尿，生薏苡仁、蜈蚣、川贝、肿节风防癌变。方子健脾是重点，补气、疏肝、益肾等都是为健脾服务的，医者开方考虑周全，所以药效明显。

肝细胞癌

郑某，男，75岁，离休干部，有乙肝病史，HBsAg携带者，被医院诊断为肝细胞癌晚期，已不能手术，医生嘱其回家好好休养。但其家属不甘心，到处访医求药，慕名从常州来，把我接去诊病。主证：腹大胀满，拒按，肝区疼痛，夜不能寐，身目似披金，肌肤灼热，心烦口苦，几乎不进食，二便黄赤，舌质红绛，苔灰腻，脉硬而涩。此热毒内蕴，病势危重。我说此病已入膏肓，无力回天，但家属苦苦哀求，定要我开方。我勉开一方，并告其服此药是否有效，就要看药缘了。处方：鹿角片（先煎）10 g，炙龟甲（先煎）20 g，炮山甲（先煎）15 g，炙鳖甲（先煎）20 g，煅牡蛎（先煎）20 g，猪苓10 g，厚朴10 g，江枳壳10 g，淡黄芩10 g，广郁金

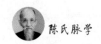
10 g，黄连 5 g，知母 6 g，延胡索 20 g，陈皮 10 g，制
半夏 10 g，赤茯苓 20 g，泽泻 10 g，大腹皮 15 g，白参
20 g，生白术 10 g，砂仁（后下）5 g，熟枣仁 10 g，广
郁金 10 g，制香附 10 g，绵茵陈 60 g，蒲公英 20 g，黑
栀子 10 g，虎杖 10 g，金钱草 15 g，炙甘草 10 g。服 3
剂，若有效继续服，若无效可不服。

后来家属电话告知，病人服此药后症状有所缓解。

【评析】肝细胞癌，病因大多为外伤湿热、内伤情
志，本案也不例外，且肝胆湿热已发展到毒邪内结，脉
硬而涩就是一个明证。硬脉，沉大而粗硬，主病火盛燥
化、血管脆、癌症。涩脉，往来艰难不畅。脉硬而涩，
预示肝细胞癌晚期，所以在清热利湿、凉血解毒治法的
基础上扶正，即采取祛邪与扶正相结合的方法，这对缓
解症状、延长生命是有一些作用的。所开处方，由医者
独创的五甲饮和古方中满分消丸加减而成。

阴寒

柳某，38 岁，族人。其夫在南京工作，周末返回。
夫妻团聚，交合多次，疲极而眠。正值盛夏，下体赤裸

熟睡，寒气进入阴户而不自知。晨起感少腹冷，阴寒，疼痛，不思饮食，大便不实，小便澄清。舌淡苔少，脉牢。此阴寒也，以附桂八味丸加减治之：熟地 10 g，山药 10 g，山萸肉 6 g，牡丹皮 8 g，云茯苓 10 g，泽泻 6 g，附子 3 g，肉桂 3 g，藿香 6 g，紫苏叶 3 g，防风 6 g，白芷 3 g，大腹皮 5 g，炙甘草 3 g。3 剂而愈。

【评析】风寒乘虚客于阴中，发生阴寒。若妇人少腹冷，阴寒，脉牢，可确切诊断。牢脉需重按推筋着骨始得，主病阴寒。此病例病因非常清楚，医者用附桂八味丸温补肾阳治其本，藿香、紫苏叶、防风等祛寒湿治其标，标本兼治，效果显著，3 剂而愈。此症切忌用生姜汤灌服。